DES GÉNÉRATIONS SPONTANÉES,

DE

L'OVOLOGIE

ET DE

L'EMBRYOLOGIE,

PAR

G. GRIMAUD DE CAUX.

AVEC CINQ PLANCHES GRAVÉES SUR ACIER.

(Article du *Dictionnaire pittoresque d'histoire naturelle*.)

PARIS,

Au Bureau de Souscription

DU DICTIONNAIRE PITTORESQUE D'HISTOIRE NATURELLE,
RUE SAINT-GERMAIN-DES-PRÈS, 4.

ET CHEZ J.-B. BAILLIÈRE, LIBRAIRE,

RUE DE L'ÉCOLE DE MÉDECINE, 13, *bis*.

1838.

DES

GÉNÉRATIONS SPONTANÉES :

DE L'OVOLOGIE

ET

DE L'EMBRYOLOGIE.

ÉTUDES

SUR

L'OVOLOGIE,

FRAGMENT DE PHILOSOPHIE NATURELLE,

PAR G. GRIMAUD DE CAUX.

AVEC CINQ PLANCHES GRAVÉES SUR ACIER.

(Article du *Dictionnaire pittoresque d'histoire naturelle*.)

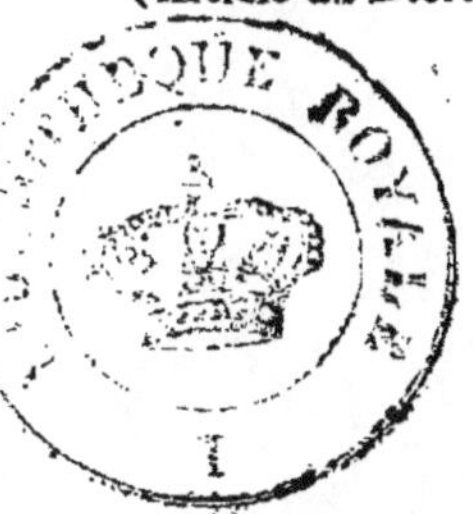

PARIS,

Au Bureau de Souscription

DU DICTIONNAIRE PITTORESQUE D'HISTOIRE NATURELLE,

RUE SAINT-GERMAIN-DES-PRÉS, 4.

1838.

PARIS. — IMPRIMERIE DE COSSON,
rue Saint-Germain-des-Prés, 9.

Je dois à mes lecteurs quelques explications touchant cet opuscule.

Ayant été chargé par les éditeurs du Dictionnaire pittoresque d'histoire naturelle de rédiger le mot *Ovologie*, je me suis trouvé en présence de l'une des questions les plus importantes de la philosophie de la nature. C'est que cette question, en effet, n'intéresse pas seulement la science et ceux qui la cultivent; c'est que les conséquences à en déduire ont un rapport immédiat avec les doctrines les plus élevées de l'ordre social. Dans un pareil état de choses, je me suis demandé, si je devais me borner à une exposition pure et simple des faits acquis, laissant au lecteur le soin de conclure selon son intelligence et ses impressions particulières; ou bien, si, en racontant les faits, il m'était permis de conclure moi-même et de les interpréter à ma façon. Après bien des hésitations dont le motif principal était la crainte de mon insuffisance dans un travail pour lequel je n'avais point l'appui d'études antérieures spéciales, c'est le dernier parti que j'ai embrassé.

J'ai étudié la question sous toutes ses faces comme un homme qui veut l'apprendre; j'ai demandé à tous ceux qui s'en étaient occupés avant moi, un compte exact et précis des acquisitions dont la science leur était redevable; j'ai analysé tous leurs travaux; j'ai admis ou rejeté leurs conclusions selon qu'elles me paraissaient convenantes ou hasardées; enfin j'ai interprété moi-même très-souvent avec timidité, mais quelquefois aussi avec assurance, les faits qui m'ont paru prédominans dans un sujet aussi vaste et aussi compliqué, et il est résulté de ce travail une doctrine qui, à défaut de tout autre mérite, a du moins celui de la netteté et (je demande la permission de répéter le mot que d'autres ont dit) de l'élévation.

La première partie de ces *études sur l'O-vologie* se compose d'un aperçu concernant la théorie des générations spontanées. En af-

firmant avec Cuvier et une foule d'autres
qu'il n'y a point d'être doué de vie qui ne
soit descendu d'un arpent, il fallait bien couler à fond la doctrine de ceux qui prétendent
que tous les êtres qui peuplent le globe se
sont formés eux-mêmes, sans autre cause dé-
terminante que la rencontre fortuite de leurs
élémens constituans répandus de tout temps
dans l'espace. Les raisons que j'ai trouvées,
les expériences invoquées dont j'ai fait voir la
futilité, m'ont amené à conclure comme Cuvier ; mes lecteurs jugeront si ma conviction
à cet égard est erronée ou si elle doit entraîner la leur. Je ferai observer seulement ici
que les choses, relativement à la naissance
des êtres, se passant aujourd'hui d'une façon
différente de celle dont elles se seraient passées au commencement, d'après le système
opposé à celui de Cuvier et au mien, il pa-
raîtra toujours plus rationnel à un esprit dé-
gagé de tout préjugé systématique, de penser
qu'elles se sont constamment passées de la
même manière ; et, en effet, l'imagination a
besoin de faire un effort pour concevoir
qu'elles aient pu se passer autrement.

La seconde partie comprend une théorie
complète de la formation de l'œuf. Et ici je ne
puis pas m'empêcher de gémir sur la négli-
gence que les savans apportent en général
dans la rédaction de leurs écrits. Depuis
qu'on parle d'ovologie et d'embryogénie, on
a fait des cours, on a imprimé des livres, on

a publié des mémoires ; on s'est associé, qui deux, qui trois, les uns pour entendre, les autres pour écouter soi-disant et pour transcrire : et, malgré tant de soins, tant d'empressement, et, il faut bien le reconnaître, tant de fatigues, la science ovologique est encore un cahos, qu'on ne débrouille qu'avec la plus grande peine, lorsqu'on parvient à le débrouiller. Pour mon compte, j'ai sué plus d'une fois à cette tâche, et s'il me fallait recommencer sur nouveaux frais, j'y renoncerais certainement. Ceci est un malheur pour la science ; c'est de l'obscurité des livres que proviennent tant d'idées fausses et saugrenues, tant de propositions mal sonnantes et ridicules qui se répètent dans un certain monde et qui édifient quelquefois fort mal le public sur le compte de la science et des savans. Est-il donc impossible d'être clair ? je soutiens que non, je soutiens même qu'il est impossible de ne pas l'être à quiconque le veut bien. Ce qui est difficile, véritablement, c'est d'être conséquent, c'est d'avoir une raison ferme et droite assise au gouvernail, quand on veut embarquer son imagination sur le courant des explications hypothétiques et qu'on craint de se laisser aller à la dérive ; voilà la véritable difficulté.

Au lieu de cela, qu'un jeune observateur rencontre par hasard un fait nouveau (et notez ici que les faits nouveaux sont presque toujours venus par hasard pendant qu'on cherchait autre chose), voilà tout à coup sa tête qui se monte, son imagination qui fermente; comme Archimède, il sort tout nu de son bain pour crier dans la rue : *je l'ai trouvé, je l'ai trouvé !*

Calmez votre tête, jeune homme : laissez refroidir votre cerveau, vous avez le transport; attendez pour écrire que vous soyez de sens rassis, et si vous êtes trop pressé, faites-vous ouvrir la veine. Mais au nom des dieux, pour l'intérêt de la science, s'il est vrai que vous lui portiez un véritable intérêt, pour votre intérêt particulier, laissez là votre plume, jusqu'à ce que la fièvre soit passée..... Conseils inutiles ! le voilà parti, il fait des mémoires, il compose des livres, il veut reconstruire le monde entier. Il n'est pas encore maître et il parle de disciples; vous verrez qu'il en trouvera. Avant Panurge les moutons sautaient à la file quand le premier avait franchi le fossé. Les entendez-vous maintenant s'écrier : la science n'était pas faite, c'est de nous qu'elle va dater. Déjà ils parodient le langage de Bossuet, en parlant de leur maître : *un homme s'est rencontré, disent-ils.....* Au milieu de tout ce vacarme, dites-moi où est la science; la montagne a enfanté une souris.

J'avoue qu'au premier abord tout ce bruit que j'entendais faire à propos d'une vésicule m'avait étourdi; j'ai eu besoin de me remettre. Puis quand j'ai eu rassemblé mes idées, quand je les ai eu tirées au clair, je me suis aperçu que tout était comme auparavant et que la science n'avait pas fait un pas de plus. J'ai dit franchement ce qu'il en était sans hésitation et sans ménagement pour les intéressés de toute sorte, persuadé qu'en fait de science, lorsqu'on veut réellement être utile, il faut savoir prendre son parti pour la vérité sans se préoccuper de susceptibilités particulières ni de doctrines académiques.

Dans la troisième partie de ces études je me suis borné au rôle d'historien, j'ai ramassé tous les faits relatifs à l'embryologie. Malheureusement ici la science est encore moins complète que partout ailleurs, et il y règne une telle confusion qu'il est impossible de s'y reconnaître. Cette confusion est due surtout à une fureur de néologisme déplorable au dernier degré. Si je n'ai pas tiré de conclusion générale, c'est que les matériaux que j'ai rassemblés ne m'ont point paru, ni assez complets, ni assez concordans pour en motiver. J'ai l'espoir toutefois que la peine que je me suis donnée sera profitable à d'autres, qui avec plus de loisir et sans doute aussi plus d'aptitude, sauront lier entre eux les résultats acquis, élargir le champ de l'observation, qui m'a paru fort rétréci pour un pareil sujet et le féconder par des idées nouvelles.

Au demeurant, il n'y avait point d'ouvrage systématique embrassant sous un seul point de vue les trois ordres de faits rassemblés dans cet écrit. J'ai cherché à remplir cette

lacune ; j'ai fait mon travail avec conscience,
mais surtout avec une parfaite indépendance
d'esprit, et j'espère qu'on me tiendra compte
de ces deux qualités, quelque disposé que l'on
puisse être à me refuser toutes les autres.

Paris, 4 avril 1838.

ÉTUDES

sur

L'OVOLOGIE.

OVOLOGIE. Mot hybride, formé du mot latin *ovum*, œuf, et du mot grec λόγος, discours : Discours sur les œufs.

Tous les animaux naissent d'un œuf (1), sans exception aucune ; en sorte que la proposition de Harvey, *Omne vivum ex ovo*, doit être regardée comme un axiôme.

D'après cet axiôme, il n'y a point de génération spontanée dans le sens absolu de cette expression, c'est-à-dire que l'être dont l'œuf émane est en tout semblable à l'être complété par le développe-

---

(1) Lorsqu'on rencontre un animal qui est gemmipare, qui se détache de son parent comme un bourgeon, cela n'exclut pas l'*oviparité* ; l'animal jouit alors en réalité des deux modes de génération. Mais, de ces deux modes, le premier, la *gemmiparité*, est accidentel et accessoire ; et le second est général et essentiel.

ment de l'œuf. En d'autres termes, l'être producteur de l'œuf doit toujours être regardé comme le parent, *parens*, de l'être amené à l'état parfait par le développement de l'œuf.

Cependant il y a des savans qui croient à l'existence des générations spontanées, qui admettent, par exemple, qu'il peut naître des individus sans parens qui les engendrent; qu'il peut y avoir dans la nature des transformations telles que ce qui n'était point corps organique s'organise de lui-même, spontanément, et devient corps organisé, sous l'influence de certaines circonstances données. On a même voulu déterminer les circonstances fondamentales de cette transformation, et l'on a fondé sur cette détermination un système de génération qu'on a appelé *Hétérogénie*.

A la vérité, on n'a appliqué l'hétérogénie qu'aux êtres les plus inférieurs de l'échelle animale, aux animaux infusoires, c'est-à-dire à des corpuscules microscopiques qui n'offrent aux yeux de l'observateur le plus exercé que des caractères fort obscurs d'animalité.

Mais, réduite à ces limites étroites, la question des générations spontanées ou de l'hétérogénie n'en est pas moins la question la plus vaste de l'histoire naturelle, et les conséquences que doit amener sa solution ne vont à rien moins qu'à intéresser les doctrines les plus élevées de l'ordre social. Il ne faut point se le dissimuler, l'homme de la société, quoi qu'en ait dit le philosophe de Genève, est toujours l'homme de la nature; et quand vous agitez une grande question naturelle, vous devez rencontrer nécessairement la société. Or voici où nous même l'admission d'ailleurs incompréhensible des générations spontanées. S'il peut exister des êtres sans parens, qu'est-il besoin de chercher s'il y a jamais eu un premier père, et cette question étant omise, il n'est plus nécessaire de reconnaître qu'il y a eu une création; il suffit de croire que tout est dans tout; que « l'univers, l'ensemble des choses, la » somme des phénomènes, est la réalité phéno- » ménalisée; enfin que la réalité agissante, l'exis- » tence absolue, la force infinie, la véritable cause » de l'univers, ce qu'on appelle *Natura naturans*, » l'âme du monde, est DIEU. » (Burdach, Traité de physiologie, t. I, p. 2 (1), d'où il faudrait con- clure que le panthéisme est la plus rationnelle de toutes les doctrines relatives à la constitution et à la conservation de l'univers.

Du point de vue où nous nous sommes placés dès le début de cet article, nous ne pouvons donc pas échapper à la nécessité de traiter la question de l'hétérogénie.

§ Ier. *Des générations spontanées et de l'hétérogénie.*

Les partisans du système des générations spon- tanées invoquent trois ordres de faits:

1° La formation d'une classe d'êtres qu'on ap- pelle Infusoires, et qui sont en général microsco- piques ou inaccessibles à la vue simple;

2° L'existence des Entozoaires ou animaux se développant et vivant dans l'intérieur des autres animaux et qui ont été trouvés dans les plus gran- des comme dans les plus petites espèces;

3° Enfin un troisième ordre de faits comprenant

____

(1) Traduit de l'allemand par A.-J.-L. Jourdan. Paris, 1837-1838. 8 vol. in-8, fig., chez J.-B. Baillière.

ces êtres qui apparaissent tout à coup en nombre infini dans des lieux où ils n'existaient pas auparavant, et où il semble impossible de démontrer que leur développement inattendu ait eu lieu par voie de génération.

Voici, sur ces trois ordres de faits, l'état actuel de la science :

1. *Animaux infusoires.* Si l'on verse de l'eau sur certaines substances, après un temps très-court, on voit apparaître dans le liquide, avec le secours du microscope, une quantité innombrable d'animaux ou de végétaux dont on aurait vainement cherché les analogues ou les germes, soit dans l'eau, soit dans la substance employée. C'est à ces nouvelles créations qu'on a donné le nom d'Infusoires. On a voulu étudier les conditions essentielles de ces sortes de formations, et l'on a trouvé qu'elles ne se produisent jamais sans l'intervention d'un corps solide, de l'eau et de l'air.

a. Les corps solides sont ou organiques ou inorganiques. On croit assez généralement que les corps inorganiques ou tirés du règne minéral sont incapables de générations spontanées. Cependant Fray prétend avoir vu des Vers de terre, des Limaçons qui avaient été produits par des substances inorganiques ; il est vrai de dire que les observations de Fray, à cet égard, ne trouvent plus de croyance. Mais les suivantes de Gruithuisen n'ont pas été contestées. Ce physicien a fait développer des Infusoires avec de l'eau pure, dans laquelle il avait fait infuser du granite, de l'anthracite, ou du marbre coquiller, tandis qu'il n'a pu en obtenir dans de l'eau mise en contact avec du verre, du fer, du laiton, du cuivre, du plomb, de la potasse, du sel marin. D'un autre côté, Tréviranus à remarqué qu'il ne se formait pas d'Infusoires dans l'eau versée sur du mercure, mais qu'il s'en produisait dans celle qui venait du sel de cuisine ou du salpêtre en dissolution (Burdach). Faisons observer en passant que, relativement au sel marin, si Gruithuisen nie, Tréviranus affirme, ce qui prouve au moins la difficulté de l'observation. Ajoutons encore, pour ne rien omettre, que Müller, dont la sagacité est incontestable, n'admet point que des animaux infusoires puissent se produire par des substances inorganiques.

Mais aucun doute ne peut être admis lorsque le corps solide est une substance organique. Tous les corps organisés que la vie a abandonnés et les parties diverses de ces corps, telles que les racines, les tiges, les feuilles, les fleurs, les fruits, pour les végétaux; le cerveau, les poumons, le foie, les muscles, les résidus excrémentitiels, etc., pour les animaux, soumis à une décomposition dans l'eau, donnent constamment lieu au développement d'animalcules infusoires. La rapidité avec laquelle ces formations nouvelles apparaissent dans le liquide est toujours en rapport avec la facilité qu'ont les substances que nous venons d'énumérer de se décomposer dans l'eau et l'air. Ainsi l'infusion de fraises donne lieu à une production d'animalcules plus abondante que celle de l'ognon et de la graine de lin, qui contiennent des principes âcres et huileux. Les débris d'anciens Infusoires reproduisent aussi des Infusoires nouveaux. En général, ainsi que nous venons de le dire, toutes les substances dont les principes se séparent facilement sous l'influence de l'atmosphère et de l'humidité donnent lieu à la formation d'Infusoires; il

n'en est pas de même des huiles essentielles , du
tannin, du sucre pur , ainsi que de toutes les
substances qui ont été brûlées et converties en
charbon : celles-ci ne fournissent point d'Infusoires.

Les Infusoires qu'on trouve dans les élémens
animaux n'apparaissent que dans les endroits où
il y a commencement de décomposition. Le sang,
le chyle, ne contiennent que des globules ; mais
si on examine des mucosités après les avoir exposées quelque temps à l'action de l'air , on y trouvera des animalcules. Le tartre dentaire n'en produit
qu'après quatre jours d'infusion. M. Valentin a fait à
ce sujet une remarque importante. « Le mucus in-
» testinal des animaux, dit-il, notamment d'un
» grand nombre de Vertébrés que j'ai examinés,
» surtout parmi les Mammifères , ne présentaient
» absolument aucune trace d'Infusoires à l'état frais
» et chez les individus bien portans. Lorsqu'on en
» rencontre, il y a toujours un état quelconque de
» maladie, comme une sécrétion morbide de mu-
» cus, des ulcérations intestinales ou autres sem-
» blables. Mais je serais tenté de regarder plutôt
» comme des Entozoaires microscopiques , que
» comme des Infusoires, les petits animalcules que
» l'on rencontre alors. » (Valentin , Additions à la
Physiologie de Burdach.) Cette dernière phrase
semble contredire les premières et montrer en son
auteur une différence d'opinion reposant sur une
différence de sentiment plutôt que sur des faits
observés ; mais il a commencé par prouver que ce
que d'autres avaient pris pour des Infusoires n'é-
taient que des Vers intestinaux. On rencontre constamment ces Vers dans les mêmes espèces et toujours au même endroit du conduit intestinal. Ainsi

l'intestin grêle des Crapauds renferme très-souvent, en petit nombre, des Vers allongés et filiformes, qui, pour la configuration, ont quelque analogie avec les Vibrions. « Toutes les Grenouilles que j'ai examinées avec Purkinje, ajoute-t-il, contenaient dans le rectum de petits Vers plats, arrondis ou oblongs, qui exécutaient des mouvemens très-vifs, pendant lesquels ils brillaient, au soleil surtout, des plus magnifiques couleurs; aussi Purkinje a-t-il proposé de les désigner sous le nom d'*Opalina*. » Mais la remarque de M. Valentin ne prouverait-elle qu'un dissentiment, elle n'en aurait pas pour cela une moindre valeur dans la question présente.

Ainsi donc, le corps solide employé à la formation des Infusoires, 1º doit être ou avoir été corps organisé (le marbre coquiller et l'anthracite ont une origine organique en ce qui concerne quelques uns de leurs élémens); 2º il doit être facilement décomposable par l'air et l'eau; s'il provient d'un animal, celui-ci doit être mort depuis quelque temps ou dans un état quelconque de maladie.

b. Nous avons dit que, pour engendrer spontanément des Infusoires, il fallait l'intervention de l'eau.

Sous ce rapport, quand l'eau a bouilli ou qu'elle a été distillée; la formation des Infusoires est presque impossible. Si Spallanzani et Gleichen en ont obtenu; ce n'est qu'en se servant de corps solides très-riches, c'est-à-dire dans un état très-avancé de décomposition, et par conséquent très-chargés eux-mêmes d'humidité.

L'eau de source est plus favorable à l'opération; mais les expérimentateurs avouent que cette eau contient déjà parfois quelques Infusoires, et ils conseillent de ne s'en servir qu'après l'avoir laissée séjourner pendant plusieurs mois dans un vase clos, parce que, disent-ils, les Infusoires qu'elle pouvait contenir d'abord y sont alors frappés de mort. Mais si l'on se rappelle ce que nous avons dit précédemment, que les Infusoires donnent lieu à la production d'Infusoires nouveaux, l'emploi de l'eau de source vient nécessairement obscurcir les résultats de l'expérimentation. Il y a plus, je soutiens que, rigoureusement parlant, il n'est pas permis d'attribuer l'origine des Infusoires à un corps quelconque, même organique, dès le moment qu'on reconnaît qu'il n'est pas possible d'employer de l'eau bouillie ou distillée, ou que l'eau de source contient primitivement des Infusoires.

L'eau de pluie est aussi féconde que l'eau de source, et cela se conçoit facilement, car cette eau en traversant l'atmosphère se charge de tous les corpuscules qui y voltigent et que rien n'empêche de regarder comme autant de germes d'animalcules futurs.

L'eau la plus favorable à l'expérience, c'est la rosée nouvelle. Mais qu'est-ce que la rosée? si ce n'est la condensation en gouttelettes, par le froid de la nuit, des vapeurs diverses que la chaleur du jour avait fait monter dans l'atmosphère? Cette condensation entraîne les corpuscules atmosphériques encore plus facilement que la pluie; car les vapeurs planent en quelque sorte dans l'atmosphère et s'y mêlent intimement, tandis que la pluie, aussitôt qu'elle est formée dans les nuages, ne fait que la traverser. Si le raisonnement ci-dessus est bon relativement à l'eau de source, *à fortiori* il doit être encore plus puissant quand on l'applique à l'eau de pluie et à la rosée.

c. Enfin la troisième condition indispensable pour déterminer la formation des Infusoires, c'est la présence de l'air.

Lorsqu'on couvre l'eau destinée à l'expérience d'une couche huileuse d'une ligne d'épaisseur, il ne s'y développe aucun animalcule. Si l'huile ne forme sur le liquide que des gouttes éparses, la génération spontanée a lieu. L'air étant médiocrement raréfié, il y a encore génération; mais rien ne se produit si le vide est complet. Il en est de même quand les vases qui contiennent les élémens de l'expérience sont parfaitement clos et que le bouchon est assez enfoncé pour toucher à la surface de l'eau.

Toutefois l'air atmosphérique n'est pas le seul fluide élastique sous l'influence duquel on puisse déterminer la production des animalcules infusoires; car on a constaté qu'on pouvait en obtenir également quand, au lieu d'air atmosphérique, en employait du gaz hydrogène ou du gaz azote. Fray est le premier qui ait constaté un pareil résultat (1); et Burdach assure l'avoir obtenu également en répétant les mêmes expériences. Voici en quels termes ce dernier mentionne l'expérimentation de Fray : « Ayant bien lavé un flacon avec de l'eau distillée, Fray y introduisit une décoction de viande dans de l'eau distillée; puis du gaz hydrogène; après quoi il boucha et luta le goulot; du gaz azote fut également introduit dans d'autres vaisseaux contenant des infusions de tiges de plantes; dans l'un et l'autre cas, il se développa un grand nombre d'animalcules infusoires. »

(1) Voyez Essai sur l'origine des corps organisés et inorganiques, Paris, 1821, in-8°, p. 5-8.

II. Le second ordre de faits invoqués par les partisans des générations spontanées est relatif aux Entozoaires. On appelle Entozoaires tous les animaux qui se développent et vivent dans la substance d'autres animaux. Le plus grand nombre habite dans les cavités digestives ; les autres se trouvent dans le parenchyme des organes ; mais ils ont cela de commun avec les Infusoires, qu'ils apparaissent dans les lieux où la décomposition des parties peut fournir matière à leur développement. Ainsi on les rencontre plus souvent chez les enfans que chez les adultes, et en général dans les maladies qui prennent leur source dans la diathèse muqueuse. Leuwenhoeck trouvait des Entozoaires microscopiques dans son propre mucus intestinal toutes les fois qu'il était atteint de diarrhée.

Le développement des Entozoaires est toujours la conséquence d'un état de faiblesse, d'asthénie, de débilité générale qui fait prédominer l'élément muqueux, aliment par excellence des Entozoaires. Ceci explique leur fréquence chez les enfans, qui ne sont presque que mucosités, et chez les femmes, dont la constitution se rapproche jusqu'à un certain point de la constitution des enfans. Cela explique aussi pourquoi dans les fièvres ou maladies muqueuses les Vers se montrent avec tant d'abondance. On les accuse de causer ces maladies ordinairement épidémiques ; mais ils en sont bien plutôt le résultat. Les véritables causes déterminantes des fièvres muqueuses se trouvent dans la disette générale, dans l'usage de mauvais alimens, d'un air malsain, d'eaux gâtées, de chagrins profonds, qui presque toujours ont précédé visiblement leur apparition (Mérat).

La même circonstance accompagne toujours leur

apparition dans les autres animaux. Le *Cysticercus finna* se trouve plus souvent dans le Cochon que dans le Sanglier, parce que, chez le Cochon domestique, on dirige la nutrition de manière à activer l'accroissement sous le rapport de la masse; ce qui rend sa chair moins ferme et par conséquent plus favorable à la décomposition. Par une raison semblable, les Mollusques sont, de tous les animaux, ceux chez lesquels les Entozoaires sont les plus fréquens et les plus nombreux. Selon Baër, les Moules ont toutes les parties de leur corps, principalement les reins et l'ovaire, remplies de Cercaires, de Paramécies et même d'animaux plus volumineux, tels que des Distomes. Cet observateur a vu une Moule contenant plus de dix mille de ces derniers animaux. Enfin telle est la richesse de la nature dans ce genre de création, qu'on a trouvé des Entozoaires, non seulement dans les animaux parfaits, mais encore dans les embryons, dans les œufs et dans l'embryon renfermé dans l'œuf. Siebold cite le cas d'un Ver qui vit dans le corps des oiseaux échâssiers et palmipèdes (*Monostomum mutabile*), qui était à l'état d'embryon et dans l'œuf, et qui contenait un autre Entozoaire : de façon que l'oiseau nourrissait un Monostome; dans ce Monostome était un œuf occupé par un jeune Monostome, qui servait lui-même d'habitation à un Distome (Burdach). Tant il est vrai que la suprême sagesse n'a laissé aucun vide dans la création; chaque point de l'espace est un monde, et les portions même imperceptibles de la matière sont un vivant théâtre de population et de mouvement.

Les Entozoaires sont toujours ovipares. Les œufs qu'ils donnent sont en quantité tellement considérable, que, si tous se développaient, les individus qui les portent périraient infailliblement. Mais les circonstances favorables à leur éclosion ne se rencontrent que dans des cas exceptionnels. Rosen, qui s'est attaché à l'étude des causes qui empêchent cette éclosion, cite les suivantes : 1° Il faut une chaleur modérée qui n'existe pas toujours ; 2° un repos qui n'existe nulle part dans les parties d'un animal vivant, agitées qu'elles sont sans cesse par le mouvement de composition et de décomposition essentiel à toute nutrition. Ceux qui se trouvent dans l'intestin sont en outre fatigués par le mouvement expulsif continuel qui est inhérent à cet organe et qui entraîne au dehors les œufs avec les excrémens ; 3° enfin les gaz, les vapeurs, les matières alimentaires répandues dans le tube intestinal leur sont très-défavorables et suffisent souvent pour empêcher tout développement.

« Les Entozoaires ne vivent qu'autant que l'animal chez lequel ils ont fixé leur domicile et qui leur fournit leur subsistance reste vivant ; ils ne se nourrissent point des substances alimentaires qui servent à l'entretien de leur support ; ils sucent les humeurs que celui-ci fabrique pour sa nutrition propre, et voilà pourquoi ils périssent quand la mort vient interrompre en lui tout travail digestif ou de nutrition.

« III. Nous voici arrivés au troisième et dernier ordre de faits invoqués en faveur du système des générations spontanées. On se fonde principalement sur l'apparition des insectes parasites qui sont différens selon les espèces d'animaux chez lesquelles ils vivent. Le Pou de l'homme n'est pas celui du Singe. On a recueilli des œufs de Perdrix, on les a fait couver par une Poule, et quand les

Perdreaux ont été élevés, on leur a trouvé des Poux d'une espèce particulière et nullement semblables aux Poux qui se tiennent sur les Poules.

Presque tous les enfans ont des Poux. Dans certaines maladies, ces insectes se multiplient avec une rapidité effrayante. Une femme très-propre, ayant tenu sa tête très-chaudement pendant le temps des couches, fut prise tout à coup d'un mal de tête si violent qu'elle en perdit l'appétit et le sommeil. Ses médecins, lui ayant visité la tête, la trouvèrent couverte d'une multitude infinie de Poux. Cette observation et plusieurs autres analogues ont fait penser aux auteurs qui les ont rapportées que ces insectes se développaient spontanément. Mais tous les observateurs n'ont pas pensé de même.

« La malpropreté, dit M. Rayer, et les maladies du cuir chevelu ne les produisent pas ; elles prouvent plutôt le peu de soin que l'on a pris de les détruire lorsqu'ils ont été accidentellement contractés. Cette circonstance, vu leur prodigieuse fécondité, suffit seule pour expliquer leur développement et leur propagation. Si on les observe souvent chez les enfans pauvres, qui ne sont pas tenus proprement ou dont la tête est ornée de longs cheveux blonds ; si les personnes qui n'ont pas soin d'enlever la crasse formée par la transpiration, ou qui sont atteintes d'inflammations chroniques du cuir chevelu, de la teigne muqueuse, etc., sont fréquemment attaquées par ces insectes ; si on les observe chez les convalescens de maladies aiguës ou chroniques ; c'est uniquement parce que l'incurie assure leur propagation et que la malpropreté rend leur destruction plus difficile. Quelques idées fausses, répandues parmi le peuple, sont aussi très-favorables à la propagation de ces insectes ; le peuple suppose que les individus affectés de Poux sont ordinairement sains du reste du corps ; que les Poux sucent le mauvais sang, enfin que l'existence d'un grand nombre de Poux sur le cuir chevelu constitue une sorte d'exutoire qu'il ne faut supprimer qu'avec les plus grandes précautions. »

« Je regarde comme apocryphe, continue le même médecin, l'observation suivante de Rust, rapportée par Bremser et citée par une foule d'auteurs qui l'ont copiée. Ce médecin fut appelé en consultation auprès d'un enfant mâle âgé de treize ans, qui portait sur sa tête une très-grosse tumeur, pour laquelle on avait déjà employé inutilement beaucoup de remèdes. Cette tumeur, très-élevée, mollasse et sans fluctuation, n'offrait aucune trace ni d'inflammation actuelle ou passée, ni de lésion des tégumens du crâne. Le malade, qui semblait cachectique, se plaignait seulement d'une démangeaison insupportable dans l'intérieur de la tumeur. Cette dernière s'était développée à la suite d'une fièvre nerveuse, et dans l'espace de huit mois, elle avait acquis un volume considérable. On y pratiqua une incision, et il en sortit une immense quantité de Poux blancs. Le malade ne tarda pas à guérir après cette opération. M. Rayer a soumis tous les faits relatifs à la maladie pédiculaire à un nouvel examen, et rien n'a pu lui faire supposer dans aucun cas que l'on dût attribuer les Poux à une génération spontanée. Aristote, Théophraste, Avicenne, avaient admis cette sorte d'origine, et ils l'attribuaient à une chair corrompue, à la chaleur et à la putréfaction du sang ; mais du moins, dit M. Rayer, c'était à une époque où la prodigieuse fécondité de ces animaux n'était pas connue. Cependant quelques modernes ont adopté cette idée sans scrupule, et ont cité les observations suivantes à l'appui : 1° on voit quelquefois, dit Bremser, se développer très-rapidement sur la tête d'un enfant en bas âge, une quantité innombrable de Poux, sans qu'on observe d'œufs sur le cuir chevelu, et sans que la mère ou la nourrice en soient atteintes; 2° M. Moronval assure que plusieurs malades affectés de *prurigo pedicularis*, étant venus successivement réclamer des secours à l'hôpital Saint-Louis, on leur administra d'abord des moyens simples pour nettoyer la peau; qu'à leur sortie du bain, on leur donna du linge blanc, et qu'on les fit coucher dans un lit très-propre, et, que quelques instans après, la chemise de ces malades fut couverte de petits Poux que la peau seule avait pu fournir; 3° Bernard Valentin rapporte l'histoire d'un homme âgé de quarante ans, qui avait des démangeaisons insupportables sur tout le corps, et dont la peau était pleine de tubercules. Ces petites tumeurs furent incisées; il n'en sortit ni sang, ni sérosité, ni pus; mais elles contenaient une si grande quantité de Poux de différentes dimensions, que le malade faillit en mourir de frayeur; 4° enfin les Poux, dans cette étrange maladie (phthiriase), dit Lieutaud, apparaissent non seulement au dehors, et en prodigieuse quantité, mais ils s'engendrent encore sous les tégumens et même sous le péricrâne. Ce qu'il y a de plus surprenant, c'est qu'on en a trouvé, à l'ouverture des cadavres, qui, après avoir percé le crâne et les deux enveloppes du cerveau, s'étaient logés dans la propre substance de ce viscère.

» J'oppose à ces diverses assertions, dit M. Rayer, que les observations de Bernard Valentin et de

Lieutaud sont fausses et inexactes; que le fait cité par M. Moronval ne serait concluant qu'autant qu'on aurait constaté qu'après l'administration des bains, il n'existait plus ni Poux ni lentes dans les poils, ce qui n'a pas été fait; enfin que la remarque de Bremser n'acquerrait quelque importance que dans le cas où il serait prouvé que l'enfant n'a pu contracter de lentes ou de Poux dans ses rapports avec d'autres personnes, et que ses vêtemens n'ont pu en être accidentellement infectés; circonstances qui exigent un examen minutieux et d'une exécution très-difficile. » (Rayer, Dict. de Méd., article PHTHYRIASE.)

Enfin on cite encore comme une preuve des générations spontanées, ou tout au moins comme une grande probabilité, les faits suivans :

Adanson a trouvé en Afrique des mares d'eau pluviale qui étaient à sec pendant neuf mois de l'année, et qui, à l'époque des pluies, se repeuplaient de poissons. Ces derniers étaient d'une tout autre espèce que ceux de la rivière la plus prochaine, distante de trois cents toises, et qui n'avait d'ailleurs aucune communication avec les mares. Bonnet, Rondelet, Souccet, etc., ont également observé cette apparition de poissons dans des étangs nouvellement établis.

C'est une énigme aussi, ajoute-t-on, que la manière dont les lacs et ruisseaux produits dans les Alpes et les Pyrénées, par la fonte des glaces et des neiges, se peuplent des Truites et autres poissons qu'on y rencontre. L'origine des Lotes, des Perches et des Brêmes que Maccartney a trouvées dans un étang au milieu d'une île éloignée de tout continent, et qui semblait avoir été lancée du fond de l'Océan par une commotion volcanique, n'est pas moins obscure. Il se peut sans doute que les œufs de ces poissons aient été transportés par des oiseaux ; mais ce n'en est pas moins une circonstance fort embarrassante que la promptitude avec laquelle tout amas d'eau quelconque se peuple de poissons appropriés à sa nature.

Et Burdach, qui a colligé tous ces faits, conclut en disant « qu'il croit possible que des poissons se développent dans l'eau sous l'influence de l'air, de la chaleur et de la lumière ». (*Voyez* Traité de physiologie par Burdach, tom. I, pag. 45.)

Nous avons choisi parmi les raisons invoquées en faveur de la génération spontanée, celles qui nous ont paru les plus puissantes. Voyons maintenant de quelle valeur sont les faits qui leur servent de base, ainsi que les interprétations qu'on en a données.

Les animaux infusoires, comme nous l'avons vu, ne se développent jamais qu'avec le concours de trois sortes d'élémens : l'eau, l'air et un corps solide (1).

---

(1) On oublie de faire entrer en ligne de compte le calorique ou le *feu* nécessaire, indispensable à tout développement, puisqu'au dessous d'une certaine température rien ne peut se reproduire. De façon que, pour opérer une génération spontanée, c'est-à-dire pour accomplir une création, il faudrait le concours de l'eau, de l'air, d'un corps solide ou la terre, et du feu. Que de discussions, que de recherches, que d'hypothèses, que de systèmes, l'esprit humain n'a-t-il pas traversés depuis les philosophes grecs ! et tout cela s'est fait en vain ; car nous voilà ramenés à la doctrine des quatre élémens du philosophe de Samos, à la doctrine de Pythagore.

Hæc quoque non perstant, quæ nos elementa vocamus

Quattuor æternus genitalia corpora mundus
Continet. Ex illis duo sunt onerosa, suoque

Mais d'abord un Infusoire est un animal infiniment petit, puisqu'il faut un grossissement de trois
cents diamètres pour le distinguer. Si vous suppo-
sez qu'il se montre ainsi à l'état parfait, à l'état
adulte, contesterez-vous que les œufs qui ont dû
le produire et qui l'ont produit, selon nous, n'aient
pas été infiniment plus petits et par conséquent
insaisissables par le plus fort pouvoir amplifiant.
Une gouttelette de liquide dans laquelle nagent un
grand nombre d'Infusoires est parfaitement transparente à l'œil nu, et quand on prend le microscope, on voit que ces petits animaux sont transparens eux-mêmes. Ne doit-on pas présumer d'après
cela que leurs œufs, en raison de leur extrême
petitesse, sont encore plus transparens et même

Pondere in inferius, tellus *atque* unda *feruntur :*
Et totidem gravitate carent : nulloque premente
Alta petunt aër, *atque aere purior* ignis.
Quæ quanquam spatio distant, tamen omnia fiunt
Ex ipsis ; et in ipsa cadunt........
. . . .
Nec species sua cuique manet rerumque novatrix
Ex aliis alias reparat natura figuras.

(OVIDE, Métam., liv. XV.)

Si on m'en pressait un peu, je prouverais que Pythagore
connaissait aussi le système de M. Elie de Beaumont relatif au
soulèvement des montagnes. Je n'aurais pour cela qu'à demander l'interprétation des vers suivans de l'auteur que j'ai
sous les yeux.

Vis fera ventorum, cœcis inclusa cavernis,
Exspirare aliqua cupiens, luctataque frustra
Liberiore frui cœlo, cum carcere rima
Nulla foret toto, nec pervia flatibus esset,
Extentam tumefecit humum. . . . .
. . . . *Tumor ille loco permansit ; et alti*
Collis habet speciem, longoque induruit ævo.

(*Ibid.*)

invisibles avec les moyens que nous possédons ?
Qu'y a-t-il là qui répugne ?

Cela posé, veut-on savoir quelle est leur véritable origine ? si c'est l'eau, si c'est l'air, si c'est le corps solide ? Mais ne peuvent-ils pas être renfermés dans les uns et les autres de ces trois élémens, et surtout dans l'air et l'eau ? Dans ce dernier cas, le corps solide ne serait que le champ du développement. Les germes entraînés par l'eau ou voltigeant dans l'air ne peuvent prospérer et s'accroître que dans les endroits où ils trouvent une alimentation appropriée et dans des circonstances favorables. Hors de là, ils sont comme s'ils n'étaient pas.

Au demeurant, il est bien certain que, relativement à l'existence des germes dans l'eau ou dans l'air, on pourrait nous demander de prouver qu'ils y sont ; mais nous pourrions demander aussi que l'on prouve qu'ils n'y sont pas, et la discussion se trouverait de la sorte suspendue entre une négation et une affirmation ; mais la négation ne repose sur rien, tandis que l'affirmation a pour base la plus puissante de toutes les analogies, l'analogie qui se tire de ce qui a lieu dans la nature entière. Partout où je vois un être organisé, je suis sûr de rencontrer un élément de multiplication de cet être ; qu'est-ce qui m'autoriserait à croire que cet élément de multiplication manque là où je ne puis pas l'apercevoir, quand je considère d'ailleurs l'imperfection de nos sens et de tous nos autres moyens de recherche ? telle est la valeur de l'affirmation. Mais la négation, sur quoi repose-t-elle ? sur une véritable logomachie. Qui dit génération spontanée dit un non-sens. Conçoit-on un être s'engendrant lui-même ? Aussi les physiologistes allemands ont ils cherché à réformer ce langage. L'un d'eux, Burdach, a forgé le mot *Hétérogénie*, et il appelle ainsi « toute production d'être vivant qui, ne se » rattachant, ni pour la substance ni pour l'occa- » sion, à des individus de la même espèce, a pour » point de départ des corps d'une autre espèce, et » dépend d'un concours d'autres circonstances. C'est » la manifestation d'un être nouveau et dénué de » parens, par conséquent une génération primor- » diale ou une création. » Mais il est aisé de voir que cette définition, si claire en apparence et si expli- cative, n'explique ni n'éclaircit rien. Comme tou- tes les définitions, elle pose en fait ce qui est en question, savoir, la possibilité de produire un être vivant avec des corps d'une autre espèce.

Notre physiologiste cite comme décisive l'ex- périence suivante : « J'ai fait, dit-il, avec Hen- sche et Baër, des expériences décisives sur des matières dont aucune ne pouvait contenir d'œufs susceptibles de se développer. De la terre fran- che (1), qui n'exhalait point d'odeur, et dans la- quelle on n'apercevait rien d'étranger, fut bouillie pendant long-temps avec une grande quantité d'eau, et la liqueur réduite ensuite par l'évapora- tion à la consistance d'un extrait épais, en partie pulvérulent. Cet extrait, renfermé avec de l'eau récemment distillée et du gaz oxygène ou du gaz hydrogène, dans des flacons bouchés à l'émeri, et coiffés d'une vessie, ne donna, sous l'influence de la lumière solaire, que de la matière verte de

______

(1) De la *terre franche*. Demandez à un chimiste ce que c'est que de la terre franche. Si c'est l'*humus* des agriculteurs, vous conviendrez que nos expérimentateurs ne pouvaient pas choisir une substance plus riche en élémens de décompo- sition.

Priestley; mais, traité de la même manière avec de l'eau commune et de l'air atmosphérique, il fournit ainsi de nombreux animalcules infusoires.

Müller objecta avec raison qu'il aurait fallu débarrasser les instrumens employés à changer l'eau de toutes les particules organiques susceptibles d'y adhérer, mais que chaque nettoyage aurait donné lieu à de nouvelles erreurs. Il aurait pu ajouter qu'il aurait fallu s'assurer que l'eau employée à deux reprises différentes était dépourvue elle-même d'animalcules et de germes; que l'ébullition ne détruisait pas toujours les uns et les autres, comme l'a démontré Spallanzani, et que, cela fût-il, resterait encore à dire que les germes des animalcules formés dans l'expérience étaient contenus dans l'air. Mais Burdach ne voit dans ces objections qu'un parti pris de nier la possibilité d'une expérience décisive. Oui, sans doute, c'est un parti pris; mais, comme nous l'avons dit, ce parti pris a un fondement réel dans l'analogie, tandis que l'assertion contraire choque violemment les lois bien connues de la propagation des êtres organisés et vivans.

Nous avons dit que le corps solide n'était que la gangue, le champ du développement, le lieu d'alimentation du germe. Et en effet, il est douteux, il est même impossible que le corps solide soit un corps inorganique; pourquoi cela? parce que ce qui n'a pas eu la vie ne peut pas la donner ni fournir à son entretien. Il y a plus, il faut encore que le corps solide soit dans un commencement de décomposition; il faut que ses molécules constituantes se désagrégent, soient disposées à abandonner les corps qu'elles formaient pour être aptes à entrer dans d'autres combinaisons organiques. Nous avons vu en effet que, relativement au sel marin, si Tréviranus affirme qu'il puisse servir de base à une génération nouvelle, Gruithuisen nie qu'il en puisse être ainsi. Müller soutient aussi que la chose est impossible ; il n'y a que les plantes, suivant lui, qui puissent former de la matière organique avec des substances inorganiques ; quant aux animaux, ils sont dépourvus de cette faculté : et Burdach lui-même, grand partisan de la génération spontanée, avoue qu'il ne lui est permis de rien décider touchant la possibilité de la production d'animaux infusoires par des substances inorganiques.

Le développement des Entozoaires n'offre pas des difficultés plus sérieuses dans son explication. Il y a, dans ce qui les concerne, une circonstance capitale ; c'est que leur apparition est toujours la conséquence d'un état pathologique. S'agit-il de Vers intestinaux ; ils ne surviennent que chez les individus disposés aux affections muqueuses, chez lesquels l'élément muqueux est prédominant ; et le lieu de leur habitation est parfaitement accessible à leurs germes. Mais, ajoute-t-on, les Hydatides comment se forment-elles dans des endroits du corps parfaitement clos, dans l'épaisseur des parenchymes organiques ? La réponse est bien simple ; nous demanderons à notre tour s'il y a un seul endroit du corps qui soit tellement clos que rien n'y puisse arriver et que rien non plus n'en puisse sortir ? A-t on oublié comment s'opère la nutrition dans l'intimité des parties ? Chaque molécule se renouvelle d'une manière incessante ; il y a continuellement importation et exportation dans la profondeur de tous les tissus, et en présence d'un pareil fait, on veut qu'il y ait dans les

corps organisés des endroits parfaitement clos !
Dira-t-on que tout cela est le résultat de la circulation, et que les globules sanguins, qui sont les
agens de la nutrition, et par conséquent des im-
portations et des exportations dont il s'agit, ont un
diamètre déterminé ? Mais comment savez-vous si
les germes des Hydatides n'ont pas un diamètre analogue ? Dira-t-on pourquoi, dans les germes venant du dehors, les mêmes animaux ne se développent pas également chez tous les individus ? La
réponse est dans la circonstance que nous avons
signalée comme capitale, dans l'état pathologique,
dans les dispositions individuelles, dans ce que les
médecins appellent *idiosyncrasie*, dans cette qua-
lité du tempérament qui fait que, pendant le cours
d'une épidémie dominante, par exemple, les uns
sont atteints du fléau et les autres en sont épar-
gnés.

Le lecteur doit s'être aperçu que le fond de
cette discussion n'a jamais quitté le terrain des
hypothèses. Quand il s'agit d'expliquer des faits
que l'expérimentation ne peut pas atteindre, il faut
bien en venir à des suppositions. Relativement aux
Entozoaires, on fait encore ce raisonnement.
Chaque animal a ses Entozoaires spéciaux, et pour
sa part, l'homme en a plus de douze espèces qui
ne peuvent vivre que chez lui. Or, en admettant
l'existence d'un premier père, il faut supposer que
ce premier père portait en lui-même une collection
complète de ces animaux.

L'objection est complexe : veut-on dire par là
que le premier père avait en lui réellement tous les
animaux dont il s'agit ? La chose est impossible ;
car, en principe, si l'on raisonne d'après l'hypothèse, le premier homme devait résumer en lui

toutes les beautés dont l'humanité est le type ; il devait réunir toutes les conditions de perfection et de vitalité compatibles avec son organisation particulière, et à ce titre il était plus éloigné que tout autre des vices, soit physiques, soit moraux, que l'usage de la vie et l'influence des agens extérieurs pourraient exercer plus tard sur son individu et sur sa postérité. Mais, une fois lancé dans la carrière de l'existence, une fois soumis à l'action de tout ce qui n'était pas lui, son corps est devenu susceptible de toutes les modifications dépendantes de cette même action ; et rien ne s'oppose à croire que, parmi ces modifications, quelques unes ont introduit dans son corps les germes, tantôt de l'une, tantôt de l'autre espèce d'Entozoaires. Consultez l'analogie qui se tire du développement des maladies. On ne peut pas supposer, en effet, que le premier homme fût atteint dès le principe de toutes les maladies qui affligent aujourd'hui l'humanité entière. Il en avait le germe sans doute, c'est-à-dire qu'en se plaçant dans des conditions favorables au développement de ces maladies, sans contredit il les aurait contractées. Ainsi il aurait pu se casser les bras et les jambes si un corps fracturant les eût atteints ; il aurait pu contracter le typhus s'il avait vécu dans un milieu infecté de miasmes typhoïdes ; il aurait pu avoir des tubercules au poumon, etc., etc. A la vérité, les Entozoaires sont des animaux existant par eux-mêmes, vivant de leur vie propre ; et l'on n'en peut pas dire autant des maladies qui sont des êtres de raison. A cela il faut répondre que, si nous voyons aujourd'hui des Entozoaires particuliers à chaque espèce animale, ne vivant chacun que dans cette espèce, ce n'est pas une raison pour croire qu'ils ne peuvent pas vivre ailleurs, c'est-à-dire en dehors du *milieu* (1) où on a l'habitude de les rencontrer, et, finalement, j'aime mieux croire qu'ils sont venus du dehors, quoique leur voie d'introduction me soit inconnue, et j'aime mieux penser que leur propagation s'est faite sous l'influence des lois générales de la nature, où l'unité brille dans tous les détails, j'aime mieux, dis-je, m'en tenir à cette unité, que de me payer de vains mots, en admettant une prétendue génération spontanée, c'est-à-dire un effet sans cause, un véritable non-sens.

Le troisième et dernier argument en faveur des générations spontanées se tire des animaux parasites et des poissons que l'on voit apparaître spontanément dans des lacs ou des étangs nouvellement formés.

Relativement aux parasites, nous n'ajouterons rien à ce qui a déjà été dit par M. Rayer et que nous avons rapporté. Nous dirons seulement que la multiplication prodigieuse de ces êtres est un des phénomènes les plus extraordinaires et les

---

(1) Si les *milieux* ont jamais eu quelque influence sur les transformations des espèces animales, il est certain que cette influence doit être d'autant plus marquée, que l'être sur lequel elle s'exerce est placé plus bas dans l'échelle.

Dans les degrés inférieurs, en effet, et surtout dans la classe d'êtres qui nous occupe, les formes sont si peu arrêtées qu'il y a tel animal dont le principal caractère est d'en changer continuellement, et qui, pour cela même, a été nommé *Protée*; on dirait que les forces organisatrices, le *nisus formativus*, tâtonnent et s'essaient. Dans un pareil état de choses, le milieu dans lequel se trouve l'être en formation doit avoir sur lui la plus grande influence, et poser même des limites plus ou moins infranchissables à sa vitalité. Or, tel est le cas de la plupart des Entozoaires qui ont servi de base à une partie de cette discussion.

mieux constatés , et que leur apparition par myriades, dans des circonstances favorables, y trouve
une explication toute naturelle. Pour déterminer le
temps de la propagation et de l'accroissement de ces
insectes, Leuwenhoeck prit deux femelles de Poux,
et les plaça dans un bas de soie noire qu'il porta
jour et nuit. Au bout de six jours, chacune d'elles,
sans avoir diminué de volume , avait déposé cinquante œufs ; au bout de vingt-quatre jours , les
petits en produisirent d'autres, de sorte que la génération de deux femelles pourrait s'élever à 18,000
individus en deux mois.

Quant aux poissons dont on parle, il est impossible de tirer aucune conclusion de faits vagues,
mal constatés, et qui d'ailleurs sont en dehors de
toute espèce de contrôle. Nous ne chercherons
donc pas à répondre aux raisons qu'on a voulu en
tirer. Ce sont des choses qu'il faudrait voir plusieurs
fois pour y croire.

Non , il n'y a rien de spontané dans le monde.
Chaque événement a ses causes , chaque fait a son
principe , comme il a ses conséquences pour lesquelles il est principe lui-même. Tout ce qui est
n'existe qu'à titre de conséquence. Une seule cause
a été et sera toujours ; c'est la cause première, la
cause universelle, la raison souveraine qui domine
toutes les raisons, l'intelligence suprême dont
l'intelligence de l'homme est un rayon, qui a lancé
les mondes dans l'espace et qui préside à leurs ré-
volutions , qui dirige le soleil dans sa course , qui
régit la naissance de la plus simple monade aussi
bien que l'organisation plus compliquée de l'individu humain. C'est à cette cause seule qu'il faut
attribuer la spontanéité; car la spontanéité est son
essence. Elle est , parce qu'elle est (*Ego sum qui*

sum), parce qu'il faut qu'elle soit, parce que si elle n'était pas rien ne serait. Son existence ne se démontre pas; elle ne se prouve pas, elle est évidente; en un mot, c'est un axiome. Les autres causes, au contraire de celle-là, ne sont que secondaires; l'esprit humain fait sa science de les découvrir, de les démontrer, de les prouver, de les expliquer; mais, en les étudiant, gardons-nous de nous payer de mots, de tomber surtout dans les absurdités et les non-sens, et d'affirmer des spontanéités qui ne peuvent exister nulle part, et qui sont encore moins là où les causes secondes elles-mêmes échappent à notre investigation.

La question que nous venons de débattre a été agitée ces jours derniers à l'Académie des Sciences; voici à quel propos : Un physicien anglais, grand partisan des générations spontanées, s'est imaginé tout à coup qu'il avait fabriqué un animal de toutes pièces, en « n'employant seulement que de simples élémens de matière, comme ceux qui pourraient s'isoler de la surface d'une pierre vésuvienne entretenue humide par du silicate de potasse étendu sursaturé d'acide muriatique, et constamment électrisée».

L'animal, ainsi fabriqué, est un véritable *Acarus* femelle, composé : 1° d'un corps; 2° d'une tête formée de deux lèvres, de deux mandibules, de deux palpes, d'un suçoir, d'une bouche et de deux yeux; 3° d'un estomac et d'un anus; 4° de deux poches pulmonaires latérales; 5° d'un ovaire contenant des œufs; 6° de huit membres appendiculaires composés chacun de huit articles, y compris le tarse; 7° d'une peau hérissée de poils longs et nombreux.

« Comme on le voit, dit à ce propos M. Turpin,

qui avait été chargé de faire un rapport sur l'envoi de M. Cross, on ne pouvait guère compliquer davantage l'organisation de cet animal, chez lequel, en outre de ce que nous venons de dire, il y a des sexes distincts ; chez lequel il y a accouplement et fécondation nécessaires à la reproduction des individus de l'espèce ; chez lequel, pour être conséquent, il faut admettre des organes génitaux ; chez lequel, enfin, les femelles font et pondent des œufs d'où éclosent de jeunes individus qui n'ont d'abord que six pattes jusqu'à l'époque où, se dépouillant de leur peau, ils en montrent deux de plus qui s'étaient développées peu à peu sous cette dépouille cutanée.

» Si M. Cross croit avoir formé de toutes pièces un animal d'une organisation aussi élevée que l'est celle de son *Acarus*, croyance dans laquelle nous savons de bonne part que le nouveau créateur se fortifie tous les jours un peu plus, nous nous permettrons de dire que M. Cross nous paraît n'avoir pas suffisamment étudié l'organisation et la physiologie comparée des êtres vivans, connaissances sans lesquelles un physicien, même très-faible, peut étrangement se tromper en se croyant plus puissant qu'il ne l'est. Qu'à l'aide de matériaux élémentaires puisés dans l'espace, il obtienne des conglomérations diffuses ou des conglomérations régulières ou cristallines, cela se conçoit aisément ; mais de ces formations inorganiques à la création de l'être organisé le plus simple, il y a pour nous une distance immense.....

» Toutes nos études microscopiques (ajoute le savant rapporteur, qui est une puissante autorité dans ce genre d'observation), toutes nos études microscopiques sur les êtres organisés, soit végé-

taux, soit animaux, les plus petits dans leurs dimensions, comme les plus simples dans leur structure, nous ont toujours montré que leur mode de
reproduction était entièrement soumis au pouvoir
d'une mère semblable qui précède, laquelle, seule,
peut, en puisant les matériaux nutritifs dans l'espace, s'étendre en un germe destiné par isolement, à la reproduction et au maintien de l'espèce.

» C'est ainsi qu'à mesure que nous avons mieux
étudié comparativement les êtres organisés et que
nous nous sommes approchés des plus petits à
l'aide du microscope, nous avons vu disparaître
successivement ces générations présumées spontanées, sortes de fantômes qui ne pouvaient supporter la lumière d'une véritable et constante observation.

» D'après nos propres connaissances, acquises par
une longue suite de travaux en organisation et en physiologie, nous nous permettrons de dire que M. Cross
n'a point créé, n'a point construit de toutes pièces
l'*Acarus horridus* à l'aide des moyens qu'il indique.
Ces moyens, en supposant même qu'ils aient été
indispensables dans cette circonstance à l'apparition de l'animal, n'ont été que de simples stimu-
lans qui, semblables à ceux qui excitent et favorisent la germination d'un grain de blé, ont hâté
l'éclosion d'œufs pareils à ceux que contient l'individu femelle envoyé par M. Cross lui-même,
œufs qui se trouvaient pondus ou apportés à la surface des pierres vésuviennes mises en expérience.

» Ignorant les travaux écrits par M. Cross sur la
production artificielle et à volonté de son *Acarus*,
nous ne savons pas si l'animal sort de son expérience dans son état complet, ou si, ce qui serait

plus en rapport avec la loi qui préside au développement de tous les êtres organisés, il passe par toutes les phases de développemens et de métamorphoses que nous connaissons si bien chez toutes les espèces d'*Acarus*; si, dans l'expérience, il commence par n'être qu'un point, puis un globule, puis un œuf, ensuite un jeune Acare, n'ayant encore que six pattes, et enfin un Acare parfait avec huit pattes, mâle ou femelle, sans œufs ou contenant des œufs, comme celle créée par M. Cross. Mais dans cette manière d'envisager la fabrication de l'*Acarus* de M. Cross, il resterait encore une assez grande difficulté, celle de savoir où et comment ces animaux, naturellement si voraces, trouveraient la pâture nécessaire à leur développement; car les êtres organisés ne peuvent augmenter en étendue et en poids qu'en prenant autour d'eux la matière nutritive qui s'y trouve, et qu'en se l'assimilant à l'aide d'un pouvoir mystérieux qui leur appartient.

» La physiologie actuelle, plus éclairée, par conséquent peu crédule en fait d'organisations spontanées, et surtout d'organisations spontanées faites de main d'homme et à volonté, bien convaincue, par les faits observés, que tous les individus organisés résultent, par extension tissulaire, d'une mère semblable qui précède et qui, seule, a reçu de la nature le pouvoir de sa reproduction; la physiologie, peu exigeante, ne demande point à la physique et à la chimie synthétique la construction, en dehors des laboratoires vivans dont elle vient de parler, d'un *Acarus*, qui est un animal presque aussi compliqué qu'un Mammifère; mais seulement celle d'un simple globule muqueux de *protosphérie*, doué, bien entendu, des propriétés

ou attributs de la vie organique, celles de l'absorption, de l'assimilation, de l'accroissement déterminé et de la réproduction de l'espèce.

» Ce simple globule, quoiqu'à cent lieues de
l'*Acarus* de M. Cross, serait plus que suffisant
pour exciter au plus haut degré l'admiration des
physiologistes observateurs et philosophes, ou,
plus vraisemblablement encore, leurs nouveaux
doutes.

» En procréant son animal, M. Cross est loin d'a-
voir le mérite de la priorité de l'invention ; mais
il a eu au moins celui de mieux préciser l'objet de
sa création en le désignant sous le nom d'*Acarus*,
et en nous le montrant en nature. Il est regretta-
ble que, d'une source aussi nouvelle qu'inattendue,
il soit sorti d'abord l'une des plus laides bêtes de la
création naturelle ; mais attendons, puisque ce
n'est là qu'un début.

» L'auteur d'un ouvrage intitulé : Essai sur l'origine des corps organisés et inorganisés, nous a
aussi parlé d'une foule de végétaux et d'animaux
créés par lui et par des moyens aussi simples et
aussi chimiques. Il est vrai que Fray n'a point fait
voir ses productions à des hommes capables de les
apprécier comme naturalistes, et qu'à leur égard il
s'est tenu dans ce vague qui compromet peu, mais
aussi qui n'inspire aucune confiance. Il y en avait,
dit-il, qui ressemblaient à des Ecrevisses, à des
Araignées, à des Sangsues, à des moucherons vo-
lans avec deux ailes déployées ; il y en avait qui,
comme la cuiller manquée du fondeur, n'étaient
que des ébauches d'insectes, dont les uns manquaient encore de tête et les autres de pattes.

» Quand on a le rare bonheur ou le privilége ex-
clusif de faire d'aussi étonnantes découvertes, il

faudrait d'abord bien s'assurer si l'on veille et avoir ensuite la force de se taire jusqu'à ce que des hommes spéciaux et compétens aient contrôlé et constaté les faits par leurs propres sens.

» Par une semblable conduite, combien éviterait-on aux connaissances positives susceptibles d'être acquises par l'homme, d'absurdités qui, une fois introduites dans les sciences toujours si simples, s'y cramponnent de manière à ce qu'il faut quelquefois des siècles pour les user ou les en faire déguerpir. (Compte rendu des séances de l'Académie des Sciences, séance du 13 novembre 1837, tome V, page 668, Rapport de M. Turpin.)

Rien n'est plus raisonnable et plus conforme à l'observation que le sentiment de M. Turpin sur les générations spontanées, et personne peut-être n'était mieux posé que lui pour faire autorité en pareille matière, puisqu'il a passé sa vie à étudier les organisations élémentaires dans les détails les plus petits qu'il soit possible d'observer. Cuvier, qui s'occupait des masses, qui considérait le règne animal dans son ensemble pour mieux en apprécier les relations, ne pensa pas autrement que lui sur le même sujet.

« La vie en général, disait-il, suppose l'organisation en général, et la vie propre de chaque être suppose l'organisation propre de cet être, comme la marche d'une horloge suppose l'horloge ; aussi ne voyons-nous la vie que dans des êtres tout organisés et faits pour en jouir, et tous les efforts des physiciens n'ont pu encore nous montrer la matière s'organisant, soit d'elle-même, soit par une cause extérieure quelconque. En effet, la vie exerçant sur les élémens qui font à chaque instant partie du corps vivant, et sur ceux qu'elle y attire,

une action contraire à ce que produiraient les affinités chimiques ordinaires, il répugne qu'elle
puisse être elle-même produite par ces affinités,
et cependant l'on ne connaît dans la nature aucune
autre force capable de réunir des molécules auparavant séparées.

» La naissance des êtres organisés est donc le
plus grand mystère de l'économie organique et de
toute la nature; jusqu'à présent nous les voyons
se développer, mais jamais se former; il y a plus :
tous ceux à l'origine desquels on a pu remonter
ont tenu d'abord à un corps de la même forme
qu'eux, mais développé avant eux; en un mot, à
un parent. Tant que le petit n'a point de vie propre, mais participe à celle de son parent, il s'appelle un germe.

» Le lieu où le germe est attaché, la cause occa-
sionelle qui le détache et lui donne une vie isolée,
varient; *« mais cette adhérence à un être semblable
est une règle sans exception. »* (Cuvier, Règne
animal, Introduction.)

Nous n'insisterons pas plus long-temps sur un
pareil sujet; nous ajouterons seulement une réflexion qui trouvera son application dans la discussion qui vient de nous occuper. En science, il est
vrai, et c'est un sage principe, le seul principe par
lequel le progrès puisse être garanti, en science,
on observe, on constate, on découvre, et l'on ne
s'arrête pas à considérer si les conclusions légiti-
mes auxquelles on peut être amené ainsi sont en
contradiction avec d'autres conclusions tirées de
faits d'un ordre différent ou avec des opinions déjà
arrêtées, mais préconçues. Je dis que l'on fait bien
d'en agir ainsi. Si les conclusions sont directement
opposées, la vérité est nécessairement d'un côté

et l'erreur de l'autre ; et pour les reconnaître toutes deux, force est d'en venir à une constatation nouvelle des faits sur lesquels on les a fondées. Mais, de quelque côté que la vérité se rencontre, on peut affirmer *à priori* que ce sera toujours du côté de la raison, et non pas seulement de la raison scientifique, qui est souvent obscure, bizarre, et même boiteuse et cahotée ; mais de la raison générale, commune, vulgaire, accessible aux intelligences droites et qui se retrouve toujours avec la même lucidité toutes les fois qu'il s'agit de questions d'un ordre supérieur touchant aux destinées de l'homme et de la nature. Ceci est universel, et nous pourrions citer des milliers d'exemples de rectifications semblables devenues nécessaires, de ces affirmations contradictoires reposant sur des faits en apparence bien constatés, lesquels, venant à être observés de nouveau, rétablissaient les choses dans leur état normal, faisaient disparaître l'erreur et arrachaient l'esprit du savant à son état perplexe.

§ II. *Signification de l'œuf ; ses différences avec le germe.*

Puisqu'il n'y a point de génération spontanée et que tous les animaux naissent d'un œuf, il n'existe donc point d'être organisé et vivant qui ne soit descendu d'un parent. Cette conclusion est légitime, irrécusable ; mais elle est aussi la plus prochaine qu'on puisse tirer touchant l'origine première de tous les êtres de la création. Quant à vouloir expliquer comment a été formé le premier parent, celui qui a commencé l'existence de chaque espèce, il n'y faut pas songer, du point de vue de la science : l'univers est si ancien ! et notre science est toute moderne. On peut bâtir là-dessus toutes sortes d'hypothèses, on peut attribuer aux milieux une influence plus ou moins marquée sur la formation des espèces ; mais ce dont il faut bien se garder, c'est de faire ce qu'on a appelé de la philosophie zoologique avec une équivoque, et de présenter, à l'aide de cette équivoque, l'homme comme le produit le plus élevé des transformations auxquelles la monade ait pu atteindre jusqu'à présent (1). La question des premiers parens doit donc être mise de côté et réservée aux théogonies. Et ici nous devons dire en passant que si l'on en vient à examiner de près et sans prévention, sans esprit de système, en se dépouillant de tout préjugé, les idées que les peuples se sont faites dans des temps divers, sur ce sujet, on verra clairement qu'il est impossible de trouver un récit moins répugnant, plus vraisemblable, moins susceptible d'objection, plus certain même, que le récit de Moïse, surtout quand on s'attache à en comprendre l'esprit et qu'on ne persiste point à s'en tenir à la lettre. Au reste, c'est là un sujet sur lequel nous aurons peut-être l'occasion de re-

---

(1) Le livre de M. de Lamarck, intitulé *Philosophie zoologique*, est entièrement consacré à la question de la transformation des espèces. Ce naturaliste s'était persuadé que la vie a commencé sur le globe par des formations élémentaires, et que l'influence des divers milieux dans lesquels la terre s'est trouvée plongée dans la durée des siècles, a seule occasioné la métamorphose de ces formations, et a produit ainsi toutes les espèces d'êtres organisés qui peuplent actuellement le globe terrestre. Il est fâcheux que l'auteur d'un pareil système ait rempli son livre de contradictions dans les raisonnemens et dans les faits, et que son esprit ait été dupe d'une équivoque perpétuelle résultant de l'emploi du mot *nature*, qui, sous sa plume, change à tout instant d'acception.

venir dans un autre article ; peut-être au mot Pʜɪ-
ʟᴏsᴏᴘʜɪᴇ ɴᴀᴛᴜʀᴇʟʟᴇchercherons-nous à démontrer
que l'astronomie aussi bien que la géologie et les
autres sciences naturelles ne sont point en désac-
cord sur un pareil sujet, et rendent témoignage
à l'historien des Juifs, qui n'est lui-même, comme
chacun sait, qu'un écho fidèle des traditions répandues dans l'univers, en ces temps reculés.
Une semblable digression ici, quelle que soit l'intimité de ses rapports avec les conséquences à tirer
de notre manière de voir, ne serait qu'un hors-
d'œuvre, et c'est pourquoi nous nous en abstenons.

Tout aussi bien, pour le moment, une autre
question nous presse. Puisque tous les animaux
proviennent d'un œuf, cet œuf, qu'est-il au fond
et dans son essence ? Il me semble qu'on ne s'est
jamais bien expliqué sur ce point, et que l'on a
beaucoup et inutilement discuté sans avoir défini
les termes de la discussion.

Il faut bien distinguer l'œuf du germe. Ces deux
mots ont chacun une signification spéciale. Il faut
entendre par œuf tout élément organique prove-
venant d'un corps vivant, lequel élément, développé dans des circonstances données, amène la
formation d'un être complet, défini, semblable en
tout à l'être dont il provient, et comme tel, pouvant être admis dans une classification quelconque
du règne animal.

En donnant à cette définition une compréhen-
sion plus grande, on en étendrait facilement l'application aux végétaux. Mais les détails dans lesquels nous serons forcés d'entrer dans la suite de
cet article, touchant l'œuf animal, sont trop étendus pour que nous puissions embrasser aussi dans
notre cadre l'histoire de la germination et du dé-

veloppement des plantes. Ce sujet rentre d'ailleurs dans les attributions de ceux de nos collaborateurs qui sont spécialement chargés de la botanique philosophique, et nous avons à cœur de ne pas nous immiscer dans leurs travaux, et encore plus de ne pas leur faire partager en quelque sorte la responsabilité des opinions et des idées qui peuvent nous être particulières sur un point aussi capital, en préjugeant les leurs.

Cela posé, que signifie le mot germe? Il est évident qu'on a toujours entendu appliquer cette dénomination au rudiment complet d'un embryon. Or l'œuf n'est pas cela; mais il est apte à le devenir, et il le deviendra quand il aura subi l'influence de la fécondation, qui est l'une des circonstances données dont nous voulons parler dans notre définition; circonstance nécessaire, fondamentale, quant au développement de l'animal futur, mais circonstance relative néanmoins, en ce sens que l'œuf a par lui-même et essentiellement une forme et une existence indépendantes de toute fécondation. Il est très-vrai, en effet, qu'on peut avoir tous les jours des produits organiques justement appelés œufs et qui ne sont pas des germes, parce que ces œufs, n'étant point fécondés, ne sont pas susceptibles de se développer en embryons. Dans les animaux à sexes séparés, la chose n'est point douteuse; la femelle produit les œufs indépendamment du concours du mâle. Dans les espèces hermaphrodites, l'œuf est également un produit à part, le produit spécial de l'ovaire, organe femelle parfaitement indépendant du produit du testicule, organe mâle qui en est toujours séparé. Mais ici, comme la fécondation s'opère dans l'intérieur de l'animal, quand la ponte a lieu, ce sont toujours des germes qui apparaissent au dehors et jamais des œufs ; mais, je le répète, dans l'un comme dans l'autre cas, l'œuf et le germe sont deux choses entièrement différentes.

Ainsi donc l'œuf n'est pas un germe ; le véritable germe est plus que l'œuf, c'est l'œuf modifié par la fécondation. L'on va voir que cette distinction est essentielle, qu'elle a une très-haute portée ; car elle tranche nettement la question de la préexistence des germes. Et en effet, puisque l'apparition du germe est le résultat de la fécondation, il est bien évident qu'on ne peut plus être admis à demander si les germes sont préexistans.

Maintenant que le germe résulte de l'acte fécondant, la chose est assez manifeste. N'est-il pas vrai, d'un côté, que l'œuf d'une Poule vierge ne produira jamais un Poulet, que les œufs des poissons qui n'auront point été touchés par la laite ne produiront jamais de petits poissons, et n'est-il pas également vrai, d'un autre côté, que la laite des poissons et le produit de l'organe mâle dés autres animaux sont insuffisans pour engendrer des individus nouveaux ? Le germe, tel que nous l'avons défini, n'éxiste donc ni dans les mâles ni dans les femelles pris à part ; mais il résulte de l'action des uns sur les autres, il est le produit de la fécondation, et conséquemment il n'est pas préexistant.

Je n'ignore pas qu'on a cité des faits tendant à prouver que l'embryon préexiste dans l'œuf. Ainsi Spallanzani prétend avoir reconnu le têtard tout formé dans l'œuf de la Grenouille avant de l'avoir soumis à l'action fécondante ; mais ce fait est très-contestable, et je le conteste pour plusieurs raisons. La première est relative aux moyens d'observation très-imparfaits que pouvait posséder Spal-

lanzani; car personne n'ignore que les perfection-
nemens apportés au microscope ne datent que
d'hier, et Spallanzani a très-bien pu être trompé
par une de ces illusions d'optique, très-fréquentes
même à présent que nos instrumens sont meilleurs.
La seconde raison se tire de ce que depuis qu'on
cite le fait de Spallanzani comme un argument,
aucun observateur n'est venu le confirmer par des
expériences nouvelles.

On cite encore les larves des insectes qui possèdent sous leur première peau toutes les formes
sous lesquelles elles vivront par la suite. Mais cet
exemple prouve encore moins ; il ne s'applique pas
à la question. Une larve est un animal qui a vie et
qui possède en lui-même, par le fait de cette vie,
les élémens de tous ses développemens futurs. Il
faut en dire autant de la graine du végétal dans laquelle on a voulu voir les racines, les branches et
même les feuilles de l'arbre futur.

Ainsi, l'œuf n'étant pas le germe, et le germe ne
se montrant dans l'œuf que par suite de la fécondation, il n'y a plus lieu à discuter si les germes
sont préexistans.

En général, on ne sent pas assez l'importance
des définitions exactes. On a dit vaguement que le
germe était l'individu réduit à sa plus simble expression ; la première chose à faire à ce point,
était de rechercher quand le germe commençait à
être tel, et par quel effet ; au lieu de cela, on a
mis de côté cette question essentielle pour aller demander ce germe tantôt à un sexe et tantôt
à l'autre. Celui-ci a dit : c'est le sexe mâle qui
possède le germe ; celui-là a cru le trouver dans le
sexe femelle, et tout le monde a conclu qu'il était
préexistant. C'était là un autre préjugé ; enfin, il

n'est pas jusqu'à la manière d'être du germe, dans le sexe qui le possède, qui n'ait été l'objet de nouvelles divagations. Ceux qui se sont crus le mieux éclairés dans cette question ont dit que le germe était conservé par la femelle dans un état qu'ils n'ont pas pu définir. Cet état ne doit pas être appelé état de vie, parce que l'individu en germe ne manifeste aucune des facultés de l'état de vie ; ce n'est pas un état de mort ; car la mort est à jamais incapable de recevoir la vie ; c'est plutôt une sorte de sommeil. Dans ce système, l'autre sexe ne vient concourir à l'acte générateur que pour réveiller le germe, que pour le provoquer à la mise en exercice de toutes les facultés vitales. Cette explication n'explique rien, et cependant elle a été à peu près généralement adoptée ; tout le monde s'en est contenté, et l'on a passé outre pour courir à la préexistence, sans s'inquiéter, puisque le germe était en état de sommeil, de rechercher quand il commençait à dormir.

Les équivoques sont innombrables dans les sciences ; pour peu qu'on y regarde de près, on trouve à chaque instant les mots représentant des idées mères employés ici dans un sens et là dans un autre. Il en résulte des notions fausses et des sophismes d'autant plus captieux qu'ils ont toujours un côté vrai, celui qui regarde le sens particulier dans lequel l'idée mère a été employée. Nous avons fait sentir ailleurs à combien de raisonnemens défectueux avaient donné lieu les acceptions diverses du mot Nature. (*Voy.* Nature.) Il est une foule d'autres mots dans la langue philosophique des sciences qui sont dans le même cas, et qu'il faudra bien tôt ou tard soumettre à une révision sévère.

Mais si les germes ne sont pas préexistans, on

peut fort bien dire que c'est l'œuf lui-même qui préexiste. L'assertion, ainsi transposée n'est pas plus vraie dans ce cas que dans l'autre. Qu'est-ce, en effet, que l'œuf, si ce n'est un produit de l'organisation ? Avant donc qu'il y ait un produit organique, il faut qu'il y ait organisation. Cela est rigoureux. Dira-t-on qu'on a trouvé des ovaires remplis d'œufs dans des embryons de jeunes filles ? D'abord on conviendra du moins que ces œufs-là n'étaient pas mûrs, qu'ils étaient en voie de développement comme les autres organes (1). Puis, qu'importe qu'on les trouve à une époque de la vie individuelle ou à une autre ; ne faut-il pas qu'ils aient eu un commencement ? Or je dis que ce commencement est le même que celui des autres parties de l'organisme. Il y a un moment de la vie de l'embryon où il n'y a pas de cœur, puisqu'on voit le cœur se former ; il doit y en avoir un aussi où il n'y a pas d'ovaire, et s'il n'y a pas d'ovaire, il ne peut pas y avoir d'œufs. La préexistence des œufs est donc tout aussi impossible que la préexistence des germes.

---

(1) C'est la pire espèce de logiciens que les logiciens systématiques. Ils prennent alternativement l'exception pour la règle, et la règle pour l'exception, selon que le besoin de conclure les pousse. Ils sont même, en général, très-peu scrupuleux sur le choix des faits qui peuvent appuyer leurs idées préconçues ; car ils ne s'enquièrent pas assez de l'authenticité de ces mêmes faits. Pour mon compte, je serais très-disposé à nier qu'on ait vu des ovaires d'embryon remplis d'œufs. Cette prétendue observation traîne depuis long-temps dans les livres, et ce n'est guère que depuis 1827, que l'on sait positivement en quoi consiste un œuf de Mammifère. Avant cette époque, c'eût donc été émettre une assertion fort vague et fort douteuse, que d'affirmer qu'un ovaire était rempli d'œufs, quand on ignorait complétement ce qu'étaient les œufs de l'animal auquel appartenait l'ovaire.

Quant à la question de savoir comment l'œuf devient germe par suite de la fécondation, c'est là ce que nous ne saurons jamais. C'est un fait qui se passe entre des molécules vivantes qui échappent complétement à nos sens. L'action fécondante est aussi insaisissable que toutes les autres actions de l'organisme, où ce qui était matière brute et inorganique en soi reçoit la vie et en manifeste les propriétés par les seules forces de l'organisation. Ces actions sont très-nombreuses dans les économies vivantes. Tel est, par exemple, l'aliment, qui se change d'abord en sang, et qui devient à la fois os et muscle, nerf et vaisseau. Nous pouvons, jusqu'à un certain point, suivre les transformations que subit l'aliment pour devenir sang; mais nous ignorons les conditions dernières de ces transformations. Nous savons parfaitement que le bol alimentaire devient chyme, que le chyme produit le chyle, qui semble en être l'expression; et cependant en exprimant le chyme, on n'obtient pas du chyle. Il faut que le suc chymeux, pour avoir les propriétés du chyle, traverse les dernières extrémités des vaisseaux chylifères qui s'ouvrent dans l'intérieur de l'intestin. Le passage du suc chymeux dans les vaisseaux chylifères est très-court, et pourtant c'est dans ce passage que la transformation a lieu; comment se fait-elle? c'est là un mystère de l'organisation.

Ce que nous venons de dire, relativement au changement des alimens en la substance de nos organes, s'applique à plus forte raison au mystère de la formation du germe. Comment ce qui n'avait pas vie en est-il tout à coup doué? Quelle est l'action intime et profonde qui fait que de l'influence de deux êtres l'un sur l'autre il résulte un

troisième individu? Comment la vie se transmet-
elle en se multipliant?

Les philosophes qui ont voulu l'expliquer n'ont
émis que des hypothèses plus ou moins probables,
toujours impossibles à prouver complétement.
C'est qu'au fond notre science se réduit, en cela
comme en toutes choses, à la connaissance des
formes et des rapports de formes. L'essence des
moindres phénomènes nous échappe. Les plus simples produits de nos mains nous sont inconnus dès
qu'il faut pénétrer dans la composition élémentaire
des matières premières que nous mettons en œuvre. Est-il besoin de citer un exemple? il suffit de
prendre le premier objet qui tombe sous la main.
Le fabricant de papier sait que la toile usée qu'il
emploie est faite avec une matière végétale ; à ce
fait se borne sa science. S'il veut apprendre ce que
c'est que le végétal, le botaniste lui répond en
énumérant les rapports les plus marqués et les
plus constans que ce végétal entretient avec les
autres êtres naturels organisés ou inorganiques.
Que s'il voulait aller plus loin, il trouverait le
chimiste qui, venant à son tour faire l'aveu de
son impuissance, lui dirait en gros : « Le végétal,
c'est du carbone et de l'hydrogène combinés
d'une façon que je ne saurais vous dire. Il m'est
bien possible de vous montrer du carbone et
de l'hydrogène dans votre végétal ; mon alam-
bic et mes fourneaux sont excellens pour cela ;
ils divisent, ils séparent tous les composés que
je leur soumets ; ils font très-bien le départ
de leurs élémens ; imais je ne saurais pas réunir
ces mêmes élémens pour refaire le végétal. Je
fais l'analyse, et non la synthèse ; je fais la
division, mais non la multiplication qui en se-

rait la preuve. » Voilà ce que dirait le chimiste.

Il est donc vrai que nous ne connaissons les corps extérieurs que par les rapports qu'ils ont entre eux ou avec nous (1), et qu'à cela seul se réduit tout ce que nous en pouvons savoir de positif. L'essence intime du moindre atome nous échappe et nous échappera toujours, pour peu qu'il ait fait partie d'un corps doué de vie, parce que la vie dans l'univers, c'est Dieu (*in ipso vivimus, movemur et sumus*), et que Dieu n'a pas voulu être expliqué; il a voulu que nous jouissions de ses œuvres, il nous force à l'adoration par son immensité et sa magnificence; mais, tout en nous inspirant un vif désir de connaître ses secrets, il ne nous a pas donné les moyens de le satisfaire. En présence de ce désir ardent qui nous obsède, à la vue de cette opposition de notre nature avide de connaître, avec la nature des choses constituées de façon à n'être jamais connues, des philosophes ont prétendu que c'était là une grande raison de croire à une vie future, un motif aussi puissant que celui qui se tire du contraste du bien et du mal moral dans l'univers. Le fait est qu'il y a désordre dans un cas comme dans l'autre, et que tous les savans qui ont la présomption de vouloir pénétrer les mystères intimes de la nature, sont forcés de s'écrier à chaque instant comme le Caïn

---

(1) N'est-ce pas la même idée que Buffon a voulu exprimer lorsqu'il a dit : « Les choses par rapport à nous ne sont rien en elles-mêmes, elles ne sont encore rien lorsqu'elles ont un nom; mais elles commencent à exister pour nous, lorsque nous leur connaissons des rapports, des propriétés; ce n'est même que par ces rapporss que nous pouvons leur donner une définition. (Buffon, tome I, in-4°, p. 25. Discours sur la manière de traiter l'histoire naturelle.)

de lord Byron, maudissant l'arbre de la science :
« Arbre menteur !.... car nous ne savons rien : il
» promettait la science..., au prix de la mort, il est
» vrai, mais la science du moins !.... que sait
» l'homme ? » (OEuvres de lord Byron, Caïn, acte
deuxième) (1).

---

(1) Byron est le seul des poètes de nos jours qui ait su puiser d'heureuses inspirations dans la science moderne. Son drame de Caïn en est la preuve manifeste. Lucifer emporte le premier-né des enfans d'Adam dans les profondeurs de la terre pour lui donner une idée de la mort : là, le poète anglais, au lieu de se livrer aux écarts de son imagination, comme l'aurait fait certainement tout autre poète à sa place, passe en revue les générations enfouies que le génie de Cuvier a le premier fait connaître, et il n'y a pas de charme plus puissant que celui qui résulte de cette alliance si heureusement établie par le poète entre le génie de la science et celui de la poésie.

Les littérateurs de notre époque, en général, se tiennent trop en dehors du mouvement scientifique. Ils en ignorent quelquefois les résultats les plus frappans. S'ils savaient combien est riche et féconde la mine qu'ils négligent ainsi d'exploiter, et quelles inspirations brillantes y puiserait leur imagination ! qu'il nous soit permis de leur citer un exemple emprunté à l'art oratoire et qui nous est fourni par M. Arago.

Euler, le grand Euler était très-pieux ; un de ses amis, ministre dans une église de Berlin, vint lui dire un jour : la religion est perdue, la foi n'a plus de bases, le cœur ne se laisse plus émouvoir même par le spectacle des beautés, des merveilles de la création. Le croiriez-vous ? j'ai représenté cette création dans ce qu'elle a de plus beau, de plus poétique et de plus merveilleux ; j'ai cité les anciens philosophes et la Bible elle-même ; la moitié de l'auditoire ne m'a pas écouté, l'autre moitié a dormi ou a quitté le temple.

Faites l'expérience que je vais vous indiquer, repartit Euler : au lieu de prendre la description du monde dans les philosophes grecs ou dans la Bible, prenez le monde des astronomes, dévoilez le monde tel que les recherches astronomiques l'ont constitué. Dans le sermon qui a été si peu écouté, vous avez probablement, en suivant Anaxagoras, fait du soleil une masse égale au Péloponnèse. Eh bien ! dites à votre auditoire que, suivant des mesures exactes, incontestables, notre soleil est douze cent mille fois plus grand que la terre.

Vous avez sans doute parlé des cieux de cristal emboîtés ;

§ III. *De l'œuf considéré dans la série animale. Vésicule de Purkinje. OEufs des Mammifères, des Oiseaux, etc. Transformation de l'œuf en germe. Développemens de l'embryon.*

De ce qui précède, il doit résulter, pour nos lecteurs comme pour nous, l'établissement de deux propositions fondamentales.

---

dites qu'ils n'existent pas, que les comètes les briseraient ; les planètes, dans vos explications, ne se sont distinguées des étoiles que par le mouvement ; avertissez que ce sont des mondes, que Jupiter est 1,400 fois plus grand que la terre, et Saturne 900 fois ; décrivez les merveilles de l'anneau, parlez des lunes multiples de ces mondes éloignés. En arrivant aux étoiles, à leurs distances, ne citez pas de lieues ; les nombres seraient trop grands, on ne les apprécierait pas ; prenez pour échelle la vitesse de la lumière ; dites qu'elle parcourt quatre-vingt mille lieues par seconde ; ajoutez ensuite qu'il n'existe aucune étoile dont la lumière nous vienne en *moins* de trois ans ; qu'il en est quelques unes à l'égard desquelles on a pu employer un moyen d'observation particulier, et dont la lumière ne nous vient pas en moins de trente ans.

En passant des résultats certains à ceux qui n'ont qu'une grande probabilité, montrez que, suivant toute apparence, certaines étoiles pourraient être visibles plusieurs millions d'années après avoir été anéanties ; car la lumière qui en émane emploie plusieurs millions d'années à franchir l'espace qui les sépare de la terre.

Tel fut, messieurs, en raccourci, et seulement avec quelques modifications dans les chiffres, le conseil que donnait Euler. Le conseil fut suivi : au lieu du monde de la fable, le ministre découvrit le monde de la science. Euler attendait son ami avec impatience. Il arrive, enfin, l'œil triste, et dans une tenue qui paraissait indiquer le désespoir. Le géomètre, fort étonné, s'écrie ! Qu'est-il donc arrivé : « Ah ! monsieur Euler, répondit le ministre ; je suis bien malheureux ; ils ont oublié le respect qu'ils devaient au saint temple, ils m'ont applaudi. »

Vous le voyez, messieurs, le monde de la science était de cent coudées plus grand que le monde qu'avaient rêvé les imaginations les plus ardentes. Il y avait mille fois plus de poésie dans la réalité que dans la fable.

(ARAGO, *Discours prononcé à la chambre des députés dans la session de* 1836.)

La première, c'est qu'il n'y a point de génération spontanée ; chaque être a eu son parent ; il y a eu pour chacun un premier père qui a commencé l'espèce. Et, quoi qu'en ait dit Lamarck, il ne faut pas se méprendre sur l'importance de cette proposition. En la rejetant, le panthéisme déborde de toutes parts ; elle admise, toutes les rêveries panthéistiques vont prendre leur place à côté de la fantasmagorie de ce conteur ivrogne qui s'appelait Hoffmann. D'où il résulterait pour nous, dans ce cas, que ce ne serait point seulement une proposition de fait que la négation de toute génération spontanée, mais que ce serait encore une vérité nécessaire, absolue, et, si on la considère sous le point de vue de la morale et du fondement des sociétés, une vérité d'un ordre si élevé qu'on pourrait dire d'elle ce que Voltaire a dit de Dieu :

> Si Dieu n'existait pas, il faudrait l'inventer.

Et en effet, si vous admettez la génération spontanée pour un seul être vivant, il n'y a pas de raison pour que vous la refusiez aux autres ; et voici où cela vous conduit avec Burdach et les physiologistes allemands :

« Le seul moyen de concevoir comment notre planète a pu se peupler d'êtres vivans, est d'admettre que les corps organisés se sont développés des corps inorganiques, phénomème qui se passe encore aujourd'hui sous nos yeux dans l'hétérogénie (génération spontanée). Or on peut admettre deux cas extrêmes, ou qu'il ne s'est formé qu'une seule espèce d'êtres organisés dont les circonstances ont tellement modifié l'organisation, qu'elle a fini par produire toutes les espèces actuellement vivantes ; ou que toutes les espèces qui vivent de

nos jours se sont produites en même temps de la
matière inorganique. Mais l'un et l'autre cas sont
également improbables, et la vérité semble se
trouver entre eux. En effet, l'hétérogénie (génération spontanée) nous apprend que d'une espèce
d'Infusoires ne se développent point toutes les autres ; que toutes les espèces ne naissent point non
plus simultanément, mais que, de temps à autre,
des espèces *affines* proviennent de celles qui sub-
sistent déjà, ou paraissent à la même époque
qu'elles. Nous devons donc présumer que toutes
les espèces d'organismes entre lesquelles on aperçoit des différences essentielles, sont provenues
de la matière inorganique à des époques diverses,
et qu'elles sont arrivées peu à peu à l'état dans lequel nous les voyons. »

Voilà une hypothèse qui a du moins sur toutes
les autres de ce genre le mérite de la netteté et de
la précision. Ainsi donc il n'y a point eu de création, et tous les êtres qui peuplent le globe terrestre se sont formés spontanément à l'aide de la matière inorganique. A la vérité, on peut objecter qu'il
n'existe plus aujourd'hui de formations semblables,
que la génération spontanée ne donne plus naissance aujourd'hui à des êtres organisés parfaits.
Mais aux yeux des physiologistes allemands, cette
objection n'a aucune valeur, et voici pourquoi :

« Bien des choses n'arrivent plus maintenant,
dit Burdach, qui ont dû avoir lieu jadis ; tout an-
nonce qu'à l'instar des corps organisés, la terre a
possédé des forces différentes aux diverses époques
de son existence, qu'elle a dépassé maintenant
l'âge de la jeunesse, où la vie débordait, pour
ainsi dire, en elle de toutes parts, et où sa force
plastique s'épanchait en une infinie diversité de

produits ; qu'aujourd'hui , enfin , à peine produit-
elle encore quelque chose de nouveau (1) , mais
se borne à conserver ce qui a été produit , et que
par conséquent elle a perdu en grande partie sa
force procréatrice..... Nous et nos pères , depuis
des milliers d'années , nous voyons la terre dans

(1) C'est là un lieu commun qu'on ne s'attendait guère à
rencontrer dans un ouvrage de science.

Les poètes et les moralistes ont toujours accusé le temps
présent et vanté les vertus des siècles passés. Horace disait,
il y a deux mille ans,

Damnosa quid non imminuit dies ?
Ætas parentum, pejor avis, tulit
Nos nequiores, mox daturos
Progeniem vitiosiorem.

Et cependant les sciences et les arts se perfectionnent de
plus en plus ; chaque jour accroît la puissance de l'homme.
Comment concilier ce résultat incontestable avec la débilité
sénile du globe terrestre accusée par les physiologistes allemands ?

Un jour M. Arago voulut se rendre compte mathématique-
ment des effets de cette vieillesse prétendue, et il attaqua pré-
cisément le côté de la question relatif à l'abaissement de la
température : or, il arriva à ce résultat que dans l'espace de
deux mille ans, la température moyenne de la *masse générale*
de la terre n'avait pas varié de 1/170° de degré du thermomètre centigrade.

Voilà ce que lui donna le calcul. Il lui restait à savoir si les
faits n'étaient pas en contradiction avec la théorie. On sait
que le calorique est l'agent universel de la végétation et de
toute vie à la surface du globe. M. Arago prouva par des té-
moignages historiques que la terre en Palestine produisait aujourd'hui les mêmes fruits que du temps de Moïse, que certaines parties de l'Europe n'étaient point jadis, ni plus chau-
des ni plus froides qu'aujourd'hui ; que si par exception le
climat de la France avait changé , cette variation devait être
attribuée aux défrichemens et à la destruction des forêts qui,
du temps des druides, occupaient la plus grande partie de
son sol.

Que faut-il conclure de ce détail ? le voici. C'est que si la
vie à la surface du globe était, il y a deux mille ans, la même
qu'aujourd'hui, il est à présumer que deux mille ans aupara-

son âge de vieillesse, et de ce qu'elle n'a plus la faculté d'engendrer des hommes, nous ne devons pas conclure qu'elle ne l'a jamais possédée..... Il est plus que probable que les premiers hommes n'étaient point encore ce que l'homme est aujourd'hui ; car l'humanité ne se développe que peu à peu, et une prédisposition originaire quelconque ne se réalise complétement que dans le cours des siècles. » (Burdach, Physiol., tom. I, pag. 403 et suivantes.)

Cette explication de la formation des êtres animés est le dernier terme de la science de certains esprits sur ce grand sujet. N'est-elle pas cent fois

---

vant, elle n'était pas différente ; et que dans tous les cas nous manquons de données pour avancer une proposition contraire.

« La surface du globe qui, à l'origine des choses, dit encore M. Arago, était probablement incandescente, s'est réfroidie dans le cours des siècles, de manière à conserver à peine une trace sensible de sa température primitive. Cependant, à de certaines profondeurs, la chaleur d'origine est encore énorme.

» La suite des temps apportera de grandes modifications dans les températures intérieures. A la surface (et les phénomènes de la surface sont les seuls qui puissent altérer ou compromettre l'existence des êtres vivans), tous les changemens sont accomplis à un trentième de degré près. L'affreuse congélation du globe dont Buffon fixait l'époque au moment où la chaleur intérieure se sera totalement dissipée, est donc un pur rêve ! » ARAGO, *Annuaire du bureau des longitudes pour 1834.*)

Il est certain que les êtres vivans n'ont pu s'établir à la surface du globe que quand tous les changemens dont parle M. Arago ont été opérés. Si la dernière modification est devenue permanente, si sous ce rapport les êtres vivans sont restés, depuis leur première apparition sur la terre, dans les mêmes conditions, sur quoi donc pourrait-on fonder l'opinion qu'ils n'ont pas été tout d'abord ce qu'ils sont aujourd'hui ? et par suite, sur quels faits se baser pour croire à une prétendue débilité sénile de la terre ?

plus claire et plus satisfaisante que celle de Moïse
et surtout bien mieux prouvée? convenez-en.

Il est certes bien permis de ne pas penser comme
Aristote; on peut même, en prenant la science pour
point de départ, ne pas croire comme Moïse. Mais
il est défendu, de par la raison humaine, de sub-
stituer à la croyance de Moïse et au sentiment d'A-
ristote des hypothèses absurdes ou de pures visions.

La seconde proposition que nous avons établie,
c'est que les germes ne préexistent pas. Ce qui
préexiste réellement, c'est la forme; et encore
cette forme elle-même préexiste en ce sens seulement que l'être qui la possède jouit de la propriété
de la transmettre par voie de génération.

Il nous reste maintenant 1° à étudier l'organe qui produit l'œuf, c'est-à-dire l'ovaire;
2° à déterminer les parties constituantes de l'œuf;
3° nous dirons ensuite un mot touchant les circonstances et les causes qui transforment l'œuf en
germe; 4° enfin nous terminerons par un aperçu
des principaux phénomènes qui se manifestent dans
le développement du germe, jusqu'à l'apparition
première de l'embryon.

Art. Iᵉʳ. *De l'ovaire.* L'ovaire est l'organe producteur de l'œuf ou de la substance que le sexe féminin fournit pour sa part dans l'acte de la génération. Les recherches anatomiques ne prouvent
pas qu'il existe des animaux manquant d'ovaires. *A
priori* il ne doit pas en exister. Chez les Hermaphrodites, qui se reproduisent seuls et sans le concours
d'un semblable, il y a toujours les deux sortes
d'organes : un ovaire qui produit l'œuf et un testicule qui fournit le fluide fécondant, qui change
l'œuf en germe. Il est permis de croire que tous

les animaux microscopiques eux-mêmes dont la
structure a été si habilement étudiée et décrite
dans ces derniers temps par M. Ehrenberg, sont à
cet égard dans le même cas que les autres animaux.
Selon ce célèbre micrographe, les organes générateurs sont très-prononcés dans les Rotifères, chez
lesquels on trouve non seulement des oviductes
particuliers renfermant souvent des petits en plein
développement, mais même des organes mâles
bien distincts. (Voyez *Organisation der Infusion-
stierchen*, 1830, pag. 50.) (1)

En Allemagne, on a poussé l'abstraction à cet
égard jusqu'à ses dernières limites. « Nulle part,
» dit Burdach, une espèce qui se propage n'est
» sans femelle, mais beaucoup sont sans mâles.
» Tout ce qui est procréé par son semblable a
» une mère, et la nature elle-même est un prin-
» cipe femelle, la mère de tout ce qui existe.
» Cette simple vue nous donne l'idée fondamen-
» tale de la sexualité; la fémininité est le mode
» primitif de manifestation de la vie, mode qui
» conserve le caractère de la primordialité dans
» tous ses développemens; et la masculinité, au
» contraire, est une force dérivée, qui provient
» de la primordiale par développement.....

» Le sexe féminin auquel appartient la primor-
» dialité, doit renfermer en lui-même, dans la
» monogénie (sexes confondus), la réunion des
» forces, qui, dans la digénie (sexes séparés),
» sont réparties à deux organes ou à deux indi-
» vidus.... Lorsque la génération s'accomplit par

---

(1) Quelques unes des figures d'Ehrenberg se trouvent re-
produites dans les planches de l'Anatomie comparée de Carus.
(*Voyez* pl. I, fig. 9 et 10.)

» le moyen d'une différence sexuelle, l'ovaire ne
» perd que la puissance de compléter ses produits,
» et il conserve sa forme, comme aussi le pouvoir
» de produire la substance qui, en se développant,
» devient la base ou la partie primordiale du nou-
» vel individu, tandis que le produit du testicule
» élève cette formation à la dignité de fruit. La
» différence sexuelle ne repose donc pas sur une
» polarisation complète, sur une scission en deux
» facteurs qui s'excluent l'un l'autre; l'ovaire
» reste jusqu'à un certain point la chose primor-
» diale, indifférente, procréatrice de son propre
» fonds, et il n'y a antagonisme de polarité entre
» lui et le testicule, qu'en égard à l'achèvement
» de ses produits, par conséquent à l'intensité de
» sa force.....

» Le testicule, au contraire, est toujours un
» organe surajouté, qui n'accomplit sa fonction,
» qui n'agit pour la génération, qu'à la condition
» d'être placé en regard de l'organe qui lui fait
» antagonisme; de sorte qu'il repose absolument
» sur la différence. Comme tout ce qui vit pro-
» crée, mais que l'être primordialement procréa-
» teur est femelle, la femelle est aussi une vie
» générale et indifférente, tandis que le mâle est
» la forme de vie différente, et que c'est seule-
» ment lorsqu'il apparaît, qu'on aperçoit la diffé-
» rence sexuelle; c'est lui qui, à proprement par-
» ler, caractérise la sexualité. » (Burdach, t. 1,
p. 566.)

En histoire naturelle, il y a deux façons de comprendre l'étude de l'organisation : le point de vue
descriptif donne les moyens de bien apprécier les
fonctions d'un organe ; le point de vue comparatif
auquel il faut arriver quand la description est com-

nué, sous peine de rendre celle-ci stérile, donne
la valeur réelle de ce même organe et fait connaître son importance dans la généralité des êtres vivans. Mais la comparaison dont nous voulons parler ici ne consiste pas à noter des différences et
des ressemblances; elle tend à abstraire et à résumer, pour en former un ensemble, les qualités générales que les descriptions particulières ont fait
connaître. Cette abstraction, ce résumé donne ce
qu'on appelle la signification de l'organe auquel on
les applique. A vrai dire, la recherche de cette signification est le véritable but de la science; à
quoi bon étudier, apprendre, savoir, si ce n'est
pour pénétrer la raison des choses? la description
fait connaître la manière d'être, la composition
moléculaire, les relations; la comparaison abstrac-
tive peut seule donner une idée des causalités. Il
est fâcheux que cette manière d'étude ait été dis-
créditée presque aussitôt qu'elle a été produite, par
les exagérations inouïes des naturalistes allemands.
En France on a su en faire un meilleur usage,
quoique la discrétion qu'on y apporte puisse passer
pour une sorte de timidité. Cuvier, qui ne l'aimait
pas, l'appelait de la métaphysique; mais Cuvier
était préoccupé des avantages de la méthode des-
criptive à laquelle était attachée sa gloire de naturaliste; cette préoccupation le rendait injuste et
faussait ses raisonnemens. Le fait est qu'il n'y a
pas d'étude possible sans abstraction. Les sciences
les plus certaines dont l'esprit humain puisse se
glorifier, les sciences mathématiques, ne sont que
de pures abstractions. Cuvier avait donc tort quand
il critiquait comme métaphysique la méthode dont
nous nous occupons ici. Il avait tort au même titre
que Napoléon, qui, tout en ayant commencé par

les mathématiques, en était venu à ne plus aimer les métaphysiciens ; il les appelait des idéologues : ce sont pourtant ces idéologues qui ont ruiné le système napoléonien. Les anathèmes de Cuvier et ses épigrammes n'empêcheront pas davantage le mouvement progressif. En science comme en politique, les idées gouvernent le monde ; ce ne sont pas les faits. On a beau parler de l'empire des faits, les faits ne sont rien quand ils ne sont point au service d'une idée. Ce sont des accidens dont les conséquences sont très-limitées, des accidens et rien de plus. Pour comprendre il faut donc généraliser et abstraire, comme il le faut pour gouverner. Mais dans un cas comme dans l'autre, il faut avoir bien soin de ne pas perdre de vue la nature et ses conditions, pour ne pas tomber dans des visions et des utopies.

Cela posé, l'ovaire est un organe sécréteur essentiellement composé, 1° d'un parenchyme qui forme la plus grande partie de l'organe ; 2° de cellules destinées à recevoir momentanément le produit de la sécrétion ; 3° enfin des vaisseaux qui apportent les matériaux de la sécrétion. Les élémens qu'on y trouve après ces trois-là lui sont communs avec les autres organes de l'économie de l'être qu'on examine.

Quand le parenchyme est surabondant, la surface de l'ovaire est presque unie, et les bosselures légères qu'on y remarque sont les signes indicateurs de la présence des œufs. Tel est le cas de l'ovaire de la femme.

Quand les cellules prédominent, l'ovaire se présente sous la forme d'un amas d'œufs qui, tantôt sont réunis en masse serrée, et tantôt offrent l'aspect d'une grappe. Dans le premier cas, on a l'ovaire des poissons; dans le second, c'est l'ovaire des oiseaux et de quelques mammifères.

Quelquefois la forme cellulaire l'emporte au point que l'ovaire prend l'aspect d'un véritable tube. Ce tube est tantôt simple et droit, court, mais large, comme dans les Crustacés et certains insectes; tantôt il est étroit et long, flexueux et contourné, comme dans l'Ascaride et les Scolopendres. D'autres fois, enfin, il est multiple et rameux, comme dans beaucoup d'insectes hyménoptères, dans la plupart des Lépidoptères et dans presque tous les Coléoptères.

Les vaisseaux qui apportent les matériaux de la sécrétion ne sont pas toujours des canaux indépendans et parfaitement distincts, comme on les rencontre chez les Mammifères et les Oiseaux. Il y a des cas où ce sont de simples bouches aspirantes destinées à absorber un liquide quelconque au milieu du suc vital qui les entoure. Mais ce liquide ainsi absorbé, en même temps qu'il se dépose dans l'ovaire, jouit de la propriété de s'imposer à lui-même des limites et de revêtir la forme d'un œuf. « J'ai observé, dit Rathke, chez différens insectes, chez plusieurs Isopodes et Amphipodes, enfin chez les *Daphnis* et les *Nereis*, cette opération, qui consiste en ce que les substances dont l'œuf doit être composé se sécrètent dans la cavité de l'ovaire pour y devenir des œufs, et je présume que ceux-ci se forment de cette manière chez tous les insectes, la plupart des Crustacés inférieurs, les Vers et les Mollusques. Du reste, il n'est pas sujet au moindre doute que la substance d'où provient l'œuf, acquérant, par l'influence de l'ovaire, l'aptitude à un mode de vie plus relevé, ou la possédant déjà, tend aussi en partie d'elle-même à prendre une forme déterminée. »

Aux yeux de M. Geoffroy Saint-Hilaire, les canaux qui apportent les matériaux de la sécrétion ont une importance de premier ordre, non pas parce que sans eux la sécrétion ne se ferait pas, puisque les matériaux manqueraient, mais parce que, selon ce naturaliste généralisateur, leur mode de distribution est susceptible de commander, de déterminer la valeur sexuelle de l'organe lui-même.

Le sujet auquel il a appliqué ses idées est le Mammifère. L'artère qui va à l'ovaire et à la matrice chez la femelle, qui va au testicule et à l'épididyme chez le mâle, porte chez l'un et l'autre sexe le nom d'artère spermatique. M. Geoffroy Saint-Hilaire établit en effet une distinction tranchée entre l'épididyme et le testicule. Pour lui le testicule correspond à l'ovaire et l'épididyme aux trompes de Fallope. L'épididyme, dit-il, est le tube de Fallope ramassé en une seule masse, et le tube de Fallope l'épididyme déroulé (1). Le canal déférent, qui appartient au sexe mâle, a son analogue dans la corne de la matrice qui est spéciale au sexe femelle. L'anatomie humaine, il est vrai, n'attribue pas de cornes à la matrice ; mais elle y a reconnu des angles, et, selon M. Geoffroy Saint-Hilaire, ces angles sont un faible rudiment chez la femme de ce qui est ailleurs avec un développement considérable. D'ailleurs l'anatomie pathologique contient plusieurs exemples de doubles matrices chez la femme, et Sylvius a cité celui d'une jeune fille dont, selon ses expressions, l'utérus était divisé

____

(1) Ces parties ont été figurées comparativement dans notre histoire de la génération de l'homme, pl. III.

en deux cornes. Les cornes de la matrice peuvent donc être regardées comme les analogues des canaux déférens.

Cela posé, voici ce qui arrive : l'artère spermatique, dans l'un et l'autre sexe, se divise toujours en plusieurs, dont les principales, au dire de M. Geoffroy, sont, pour l'homme, la branche qui entre dans l'épididyme et la branche qui pénètre dans le corps testiculaire ; et pour la femme, la branche qui va à l'ovaire et celle qui va aux cornes de l'utérus.

« Ces rapports aperçus, dit alors M. Geoffroy, on peut en conclure que les variations de l'un à l'égard de l'autre appareil sexuel dépendent de la situation de la seconde branche spermatique. Ses principaux rameaux se répandent-ils à la naissance du canal déférent (en prenant le canal déférent à la fin de l'épididyme), il en résulte les conditions d'existence du sexe mâle : est-ce à la fin du canal déférent (c'est-à-dire au moment où il va déboucher dans les vésicules séminales, qui sont généralement regardées comme les analogues du corps de l'utérus)? On a les conditions d'existence du sexe femelle. » Telle est la raison anatomique que M. Geoffroy Saint-Hilaire a trouvée pour expliquer la formation des sexes ; elle est curieuse, elle porte surtout un caractère d'originalité tellement saillant que nous avons cru devoir nous arrêter un instant à la faire connaître. C'est une hypothèse fort ingénieuse, si l'on veut, mais aussi fort singulière, puisqu'elle ferait dépendre les sexes de la grandeur des angles formés par une artériole.

Art. II. *De l'œuf.* L'œuf est un produit organique ayant une forme sphéroïde. Il se compose d'une membrane particulière contenant un liquide qui a la propriété de se transformer en germe sous l'influence de la fécondation, et de fournir des matériaux aux premiers développemens de l'embryon.

Le liquide contenu dans la sphère n'est point homogène. Une portion est opaque, granuleuse et jaune, tandis que l'autre portion est liquide, parfaitement transparente et apparaît dans la masse de la précédente comme une bulle de savon relativement très-petite.

De ces deux sortes de liquides contenus dans l'œuf, l'une, la bulle de savon, est essentielle, et l'autre, la masse granuleuse, est accessoire. La première sert de base à la formation de l'individu nouveau, la seconde est là pour servir d'aliment à son premier développement.

Comme la portion limpide nage dans la masse grenue et s'y montre à l'instar d'une bulle parfaitement limitée, il est probable qu'elle est formée, elle aussi, d'une membrane pellucide excessivement mince, servant de réservoir au liquide destiné à devenir l'embryon. Ce serait alors une seconde vésicule contenue dans la première. Pour les animaux supérieurs, la chose n'est point douteuse; il y a réellement deux vésicules emboîtées l'une dans l'autre, et la vésicule intérieure, qui nage dans la masse granuleuse, a même été appelée particulièrement *vésicule de Purkinje*, du nom de celui qui en a fait la découverte. Mais dans les organisations élémentaires, on doit trouver des œufs qui se composent uniquement de cette vésicule intérieure (1).

____

(1) Wagner signale de plus dans la vésicule de Purkinje une tache oblongue qu'il a appelée *tache germinative*, et qu'il con-

Pour se développer complétement, l'œuf a besoin, en général, de passer dans un lieu différent

---

sidère comme l'embryon réduit à sa plus simple expression. Nous ne croyons pas que l'embryon puisse apparaître dans l'œuf avant la fécondation, c'est-à-dire avant que l'œuf ait été transformé en germe ; par conséquent, si la tache de Wagner a une valeur quelconque, ce ne doit pas être comme signification de l'embryon. L'opinion de Wagner à cet égard nous paraît conçue sous l'influence de l'idée de la préexistence des germes dont nous avons démontré l'erreur.

Au surplus, voici, concernant cette tache, une note que Wagner a insérée dans son Mémoire sur les parties génitales des Gastéropodes.

Il y a déjà six mois que j'ai envoyé à M. le professeur Müller une petite dissertation sur cette tache du germe (*macula germinativa*) ; c'était à l'époque où je fis imprimer dans mon Anatomie comparée les paragraphes qui traitent de cette matière. Cette dissertation n'a pas encore paru jusqu'ici ; je renvoie par conséquent le lecteur au passage de mon Anatomie, § 250. Depuis ce temps, mes observations se sont beaucoup multipliées ; je présume que la tache du germe est un organe qui existe généralement ; je l'ai vue pour la première fois chez les Obisies, puis très-distinctement chez les Mammifères. Des recherches exactes m'ont appris que le nom de *tache* n'est pas le mot propre pour cet organe, qui paraît être un petit corps assez consistant, de texture grenue, pourvu d'une membrane particulière, qui adhère à la paroi interne de la vésicule du germe, dans le fluide albumineux de laquelle il est plongé. Je conseille aux personnes qui veulent l'examiner de la chercher d'abord chez les Arachnides (*Obissium Aranea hydrachna*), où elle est très-considérable, ainsi que chez les Cloportes, les Scolopendres et les Iules. Chez les Hannetons, elle existe dans les œufs qui ne sont pas encore tout-à-fait développés ; la même chose a lieu chez les Papillons, chez les Névroptères (elle est moins distincte chez les Diptères et les Hyménoptères); on la trouve chez les très-petits Crustacés: par exemple, chez les Cypris. Chez les Unios elle a la forme distincte d'un ∞, un peu différente de ce qu'elle est chez les Anodontes. Cette tache est fort distincte et fort simple chez les Gastéropodes (Hélix, Limnées, Ancylus). Elle est très-distincte et constante chez les Néphélis, parmi les Annélides, ainsi que chez les Sauriens ; je ne suis pas sûr de l'avoir trouvée dans sa simplicité chez les Oiseaux, les Batraciens et les Poissons ; il est probable qu'elle y existe, mais sous une de celui où il a été produit. « Cette règle, dit Ratkhe, n'est cependant pas sans exception; car l'embryon des *Blennius*, des *Daphnia* et des *Lynceus* se développe assez dans l'ovaire pour qu'au moment où il naît, sa forme, du moins en ce qui concerne les parties extérieures, soit parfaitement semblable à celle des parens. » Il est probable que, dans toutes ces exceptions, l'œuf consiste seulement en une vésicule de Purkinje, dépourvue de parties accessoires. La raison en est que, se développant au lieu même où il est produit, il n'a pas besoin d'emporter de provisions, la gangue qui a fourni la base du germe pouvant fournir aussi à ses besoins successifs jusqu'à la production d'une vie indépendante.

La vésicule de Purkinje n'est connue que depuis 1825. Purkinje la découvrit d'abord dans l'œuf des oiseaux pris à l'ovaire et non fécondé. Cette vésicule disparaît dans les œufs pondus. Il est probable que le refroidissement la détruit. Elle n'est pas apparente non plus dans les œufs fécondés, et comme elle ne manque jamais avant la fécondation, on en a conclu que cette fécondation elle-même n'avait d'autre effet que de la dissoudre et d'en faire entrer les élémens dans la combinaison nouvelle de laquelle résultent le germe et l'embryon.

En 1827, Baër en a démontré l'existence dans les Mollusques, les Annélides, les Crustacés et

autre forme. Ce petit corps ne serait-il pas le germe primitif? Je consignerai mes observations, quand je les aurai mûries davantage, dans un mémoire particulier, dans lequel je traiterai de l'inconstance de la forme de cette tache, de la vésicule du germe, et en général de la génèse des œufs dans toutes les classes d'animaux.

les Insectes, et dans plusieurs Vertébrés ovipares, tandis que de son côté Purkinje en poursuivait la recherche dans ces mêmes animaux, et de plus en constatait la présence dans l'œuf des Entozoaires et des Arachnides.

Il restait à la chercher dans l'œuf des Mammifères. M. Coste, en France, la démontra en 1834, dans l'œuf de la Lapine, et Valentin et Bernhardt, en Allemagne, vinrent confirmer son observation.

Lorsque M. Coste présenta son travail sur l'Ovologie du Lapin, à l'Académie des sciences, il prétendit avec quelque raison, mais, à ce qu'il paraît, d'une manière trop absolue, avoir constaté le premier l'existence de la vésicule de Purkinje dans l'œuf des Mammifères; voici ce que les commissaires opposèrent à cette prétention. « Cette vésicule, dirent-ils dans leur rapport, nous semble avoir été aperçue par Baër, qui a noté dans l'œuf des Mammifères l'existence d'une petite cavité intérieure. On conçoit en effet que l'existence de cette petite cavité intérieure entraîne implicitement celle d'une membrane vésiculaire qui la limite. Or, comme Baër n'a pu apercevoir cette petite cavité intérieure située dans la couche épaisse de granules qui remplit presque entièrement le petit œuf, qu'au moyen de sa transparence ou de sa moindre opacité, il en résulte que c'est exactement la même chose que ce qui a été vu récemment par M. Coste dans l'œuf de la Lapine. Nous avons rendu compte, dans notre rapport sur le travail de cet observateur relatif à l'Ovologie du Lapin, de la découverte qu'il croyait avoir faite de la vésicule de Purkinje. Si, comme cela peut paraître probable, l'aire circulaire demi-transparente que l'on voit dans l'œuf de la Lapine est effectivement la vésicule de Purkinje, sa découverte réelle appartiendrait à Baër qui, en la voyant, l'aurait méconnue, entraîné qu'il était par d'autres idées; mais il resterait à M. Coste le mérite de l'avoir reconnue. »

Plus tard, M. Coste fit voir aux mêmes commissaires la vésicule dans l'œuf de la Brebis. « Cet œuf, disent encore les commissaires, ressemble parfaitement à l'œuf de la Lapine. En le plaçant sous le microscope, on y aperçoit de même une aire circulaire demi-transparente, qui, comme nous l'avons déjà dit, peut avec assez de probabilité être considérée comme due à l'existence d'une vésicule fort petite qui serait celle de Purkinje ; cette aire circulaire demi-transparente, semblant attester l'existence d'une cavité vésiculeuse, a été vue par Baër, ainsi que nous l'avons dit plus haut. (*Voyez* Rapport sur un mémoire de M. Coste intitulé : Recherches sur la génération des Mammifères ; développement de la Brebis. Commissaires : MM. Serres, Isidore Geoffroy Saint-Hilaire et Dutrochet, rapporteur. Académie des sciences.)

La vésicule de Purkinje est le seul élément constituant de l'œuf qui se montre dans toutes les espèces animales ; les autres parties sont diverses de forme et de nature, selon les sortes de générations auxquelles les œufs appartiennent.

La vésicule de Purkinje est donc le véritable œuf, et les autres élémens de l'œuf, dans quelque classe d'animaux que ce soit, ne doivent être considérés que comme des élémens accessoires ayant une valeur dont il faut tenir compte sans doute, mais une valeur relative seulement à l'espèce où on les rencontre, et non pas une valeur absolue.

Cette considération est très-importante à établir;

pour peu qu'on y réfléchisse, on verra qu'elle est la clef véritable de tous les progrès futurs de l'Ovologie, qui est un des sujets les plus intéressans que l'on puisse étudier. Malheureusement il est aussi le plus obscur ; mais il faut le dire, cette obscurité tient moins à la difficulté de l'observation, qui est très-grande à la vérité, qu'à la fureur de néologisme dont chaque observateur s'est trouvé saisi aussitôt qu'il a eu sous les yeux les membranes d'un œuf. Lisez Carus et Burdach, qui ont résumé les travaux de l'Allemagne ; lisez en France Breschet, Velpeau et Dutrochet, et vous verrez que pour les comprendre vous aurez beaucoup plus à lutter avec les mots qu'avec les idées.

Quoi qu'il en soit, il est bien avéré maintenant que la vésicule de Purkinje est l'œuf réduit à sa plus simple expression ; que cette vésicule, considérée en elle-même, se compose d'une membrane transparente et d'un liquide excessivement clair.

Dans les animaux inférieurs, dans les organismes élémentaires, comme nous l'avons déjà dit, il est probable qu'elle existe seule et sans accompagnement d'autres parties ; mais il n'en est plus de même aussitôt que l'être est plus compliqué.

Sous ce rapport, il y a deux classes à établir. La première comprend tous les œufs qui sont destinés à se développer dans le corps de la mère après avoir été transformés en germe ; la seconde se compose des œufs destinés à se développer au dehors.

Dans le premier cas, la mère fournit aux besoins du développement à mesure qu'ils se manifestent.

Dans le second, elle donne à la fois tous les matériaux que ces développemens nécessiteront.

Il suit de là que l'œuf des Ovipares est plus

composé, mais non, plus volumineux, plus complet que l'œuf des Vivipares, qui, par cette raison même, a été long-temps méconnu.

Maintenant voici, relativement aux uns et aux autres, ce que la science possède de plus certain.

Dans l'ovaire des oiseaux, on voit d'abord apparaître une petite ampoule limpide comme de l'eau. Bientôt autour de cette ampoule on aperçoit un autre liquide également enfermé dans une vésicule qui emboîte la première. Mais ce second liquide est plus trouble que le liquide de la première vésicule ; il s'accroît peu à peu, il prend une teinte jaunâtre, il s'épaissit, il devient jaune ; c'est le jaune (*vitellus*). La membrane déliée qui le limite porte le nom de *membrane vitelline* ; elle est enveloppée elle-même dans la capsule ovarienne. Cette capsule sécrète la substance qui sert à former le jaune et qui pénètre dans la membrane vitelline, sans doute par transsudation. Le jaune se forme donc par couches ; les plus intérieures sont les plus anciennes ; elles conservent plus long-temps que les autres une assez grande fluidité. Le jaune s'accroît ainsi dans l'ovaire jusqu'à ses dernières limites.

Lorsqu'il est sur le point d'abandonner la capsule ovarienne qui lui sert de prison, celle-ci se fend, selon la direction d'une ligne circulaire ; la partie supérieure de la capsule se sépare de la partie inférieure, comme le couvercle d'une boîte se sépare de la boîte, et le jaune, devenu libre, tombe dans le pavillon de l'oviducte qui s'ouvre sous lui à la façon d'un entonnoir.

Pendant que le jaune s'accroît ainsi, la vésicule de Purkinje reste en quelque sorte stationnaire ; il semble qu'elle ait acquis tout d'abord son entier développement ; elle se tient au milieu du jaune , mais elle n'y est pas noyée ; car , du lieu qu'elle occupe dans les environs du centre du jaune , à la surface de ce même corps , il règne un canal rempli de substance plus liquide et par conséquent plus légère que le reste de l'œuf. Quand la fécondation a lieu , c'est-à-dire quand l'œuf se transforme en germe , la vésicule de Purkinje vient se présenter à la surface du jaune , sous la membrane vitelline ; là elle se rompt , et le liquide qu'elle contenait forme alors la cicatricule. C'est cette tache ronde et blanchâtre qu'on voit à la surface du jaune , qui est située immédiatement sous la membrane vitelline , et qui sera plus tard l'endroit où se formera le corps proprement dit de l'embryon.

La différence de pesanteur spécifique entre la partie où règne le canal et le reste de l'œuf explique parfaitement pourquoi la cicatricule se trouve toujours vers le haut , dans l'œuf entièrement développé , quelque position qu'on donne à ce dernier.

Suivant Baër , la vésicule de Purkinje est , dans le principe , très-rapprochée du centre du jaune ; à mesure que celui-ci s'accroît , elle se porte peu à peu vers la surface pour s'y répandre complétement quand la fécondation a lieu.

Elle ne se développe pas dans la même proportion que l'œuf ; elle est d'autant plus petite que l'œuf devient plus gros. Dans un œuf de 0,11 lignes , elle avait 0,05 lignes ; dans un autre œuf de 0,30 lignes , elle avait 0,12 lignes , d'après les mesures prises par Purkinje et Valentin.

Ainsi , avant même de quitter l'ovaire , l'œuf des oiseaux s'accompagne d'une partie accessoire déjà très-considérable par sa masse. L'oviducte lui en fournit à son tour deux autres qui n'ont pas une moindre importance.

L'œuf descend le canal flexueux de l'oviducte, en tournant sur lui-même; la partie supérieure de ce canal lui fournit d'abord une membrane d'enveloppe qui s'applique immédiatement sur la membrane vitelline. A mesure que l'œuf descend, il se dépose à la surface de cette nouvelle membrane une quantité déterminée d'albumen ou blanc dont la disposition a lieu en spirales et qui est sécrétée par la membrane muqueuse de l'oviducte. La masse totale de l'œuf s'accroît donc à mesure que celui-ci descend; aussi l'oviducte s'élargit-il de plus en plus. Enfin la partie inférieure de ce canal ne sécrète plus d'albumine, mais du carbonate de chaux, qui se dépose à la surface de la dernière couche d'albumine, par voie de cristallisation. Toutefois, les cristaux sont invisibles quand la coquille a déjà acquis une certaine épaisseur.

Nous avons vu que le point du jaune sur lequel la cicatricule existe et qui deviendra le lieu des premiers développemens de l'embryon, se trouve dans des conditions de pesanteur spécifique, telles que ce point se tourne toujours vers le haut. Il est impossible de ne pas voir une cause finale dans l'établissement de ces conditions : elles ont été données à l'œuf évidemment et uniquement pour que la cicatricule reçût les premières influences de l'incubation.

Il y a plus ; pour que cette rotation du jaune fût mieux assurée, la masse de l'œuf a été pourvue de deux véritables axes qui règnent dans le sens de l'axe longitudinal de l'œuf, allant ainsi de la membrane albumineuse à chaque bout de l'œuf,

Ces axes ont reçu le nom de Chalazes. Voici comment, dans notre Histoire de la génération de l'homme, nous en avons décrit la formation (1).

« Si l'on casse un œuf dans une coupe pleine d'eau, de manière à ne pas crever le jaune, et sans le séparer du blanc (*albumen*), voici ce que l'on remarque : le jaune est suspendu au milieu du blanc et y conserve sa forme sphérique ; de deux points opposés de cette sphère partent deux espèces de cordons blanchâtres, mais d'une couleur plus dense que celle de l'albumen ; ces cordons sont contournés en spirale, et ils ont pour usage de suspendre le jaune au milieu de la masse du blanc, et de lui fournir ainsi un axe de rotation.

» Lorsqu'on déchire avec précaution la membrane albumineuse et la membrane vitelline qui enveloppent le jaune, celui-ci sort facilement à l'aide de pressions modérées, et alors on a une

---

(1) Voyez *L'histoire de la génération de l'homme*, par Gabriel Grimaud de Caux et Martin Saint-Ange.

Cet ouvrage, imprimé avec un luxe peu ordinaire, traite l'une des questions les plus difficiles de la science humaine, et s'adresse à toutes les classes de lecteurs ; mais il n'est pas du tout ce qu'on pourrait le juger, si l'on s'en tenait au titre. Le rapport fait à l'Académie des Sciences, par M. Bory de Saint-Vincent conclut de la manière suivante : « Qu'il nous soit permis d'émettre un vœu que justifie parfaitement l'importance du travail que nous sommes appelé à signaler, c'est que la commission des prix Monthyon n'oublie pas, quand elle aura à s'occuper des livres utiles, celui *de la génération de l'homme*, qui nous paraît avoir, en philosophie sociale, une importance que son titre n'indique point assez. » Le savant rapporteur avait dit précédemment pour justifier cette conclusion que, « si l'histoire de la génération de l'homme était méditée par les hommes qui sont appelés à préparer ou à faire des lois, les codes y gagneraient plus que ne le pense une certaine classe de docteurs qui semblent ne pas se douter jusqu'à quel point les règles de tout droit réel sont écrites dans le grand livre de la nature ». (Académie des Sciences, séance du 28 août 1837.)

poche terminée par les deux cordons, dont nous venons de parler et qui portent le nom de Chalazes. Si l'on voulait expliquer la formation des Chalazes, on pourrait dire qu'elles sont le résultat d'une sorte de torsion éprouvée par la poche dans les premiers points de l'oviducte, immédiatement après que le jaune s'est détaché de l'ovaire et est entré dans ce canal. Rien ne rend mieux l'idée de ce qui peut se passer alors, qu'une balle de la grosseur du jaune engagée dans un doigt de gant ouvert aux deux bouts; en roulant la balle et le doigt de gant, et en supposant un frottement aux deux extrémités de l'axe, on obtient deux bouts de corde qui, étant fortement tordus, reviennent sur eux-mêmes par l'effet de la torsion, comme les Chalazes. »

La disposition des Chalazes est toujours telle que nous venons de le dire; ce sont de véritables cordons roulés et assez fortement tordus pour revenir sur eux-mêmes. On a dit que ces cordons étaient canaliculés; les recherches que nous avons faites pour nous assurer de l'existence de cette disposition n'ont amené aucun résultat certain; et nous ne croyons pas que l'expérience suivante, qu'on a invoquée pour prouver qu'il y a des canaux, soit plus concluante. On a cassé la pointe d'un œuf soumis à l'incubation; on a déposé sur la membrane sous-jacente à la coquille quelques atomes d'un liquide coloré, et l'on a vu ce liquide pénétrer dans le jaune. Cela prouve-t-il que les Chalazes soient canaliculées? ce qu'il y a de singulier, c'est que le même observateur invoque ailleurs, pour prouver une autre thèse, le phénomène de l'endosmose ou de l'imbibition. Il fallait au moins démontrer que, dans le cas présent, l'endosmose n'avait aucune part à la pénétration du jaune par le liquide colorant.

Tels sont les élémens constituans de l'œuf de l'oiseau au moment où il est pondu. De ces élémens un seul est essentiel en ce sens qu'on le retrouve dans les œufs de toutes les autres espèces animales ; c'est la vésicule de Purkinje. Les autres, tels que le jaune, le blanc et la coquille, sont accessoires et spéciaux. La coquille est un élément de protection pour la masse entière ; le blanc et l'axe des Chalazes, après leurs usages relatifs à la cicatricule, sont absorbés par l'embryon et servent comme le jaune à sa nutrition et à son développement.

Dans l'œuf des Mammifères, les choses se passent différemment : après avoir abandonné l'ovaire et rompu ainsi les premières liaisons qui l'attachaient à la mère, l'œuf vient dans un autre organe afin de s'y développer, et pour cela il contracte des adhérences d'une nature toute nouvelle.

Son détachement de l'ovaire est presque toujours le résultat de la fécondation. Je dis presque toujours, et non pas constamment, parce que, pour l'espèce humaine surtout, il y a des cas où l'ovaire est provoqué au détachement des œufs par des causes autres que la fécondation (1).

Par cela même qu'en se détachant de l'ovaire l'œuf des Mammifères n'est pas livré immédiatement au monde extérieur, il n'avait pas besoin de parties accessoires, soit de protection, soit de nutrition ; aussi, ce qu'il y a de plus remarquable

____

(1) Nous avons discuté longuement ces causes dans notre *Histoire de la Génération de l'homme*, au chapitre intitulé : *De l'Impuissance et de la Stérilité dans les deux sexes.*

en lui au premier abord, c'est son extrême petitesse quand on le compare à l'œuf des oiseaux.

Les phénomènes qui accompagnent sa sortie de
l'ovaire sont assez curieux. On sait que l'ovaire de
la plupart des Mammifères est d'une apparence
glanduleuse, et qu'il est occupé par des vésicules
plus ou moins nombreuses. Ces vésicules sont plei-
nes de liquide. A l'époque de la fécondation, elles
se fendent, le liquide qu'elles contiennent s'écoule,
et un petit corps ellipsoïde et transparent, dit
M. Dumas, à qui nous empruntons ces détails,
formé d'une membrane mince et également pleine
de liquide, s'échappe entraîné par le liquide dans
lequel il nageait, et ne tarde pas à être recueilli
par le pavillon qui termine la trompe. Ce petit
corps est l'œuf. Après la chute des œufs, la cicatrice qu'ils ont laissée s'oblitère; le tissu voisin
s'épaissit et devient jaunâtre; de là le nom de
corps jaune donné à ces tubérosités, que l'on observe dans l'ovaire des femelles qui ont pondu.

MM. Prevost et Dumas ont constaté que l'œuf
détaché de l'ovaire n'était pas encore fécondé, et
qu'il ne recevait le contact du liquide fécondant
que dans la partie inférieure des trompes, et le
plus souvent dans les cornes de la matrice elle-
même. Ils ont vu en outre que la chute des œufs
n'avait lieu que huit à dix jours après l'acte même
de la copulation, ce qui place, disent-ils, la fécondation réelle à une époque éloignée de ce premier acte.

Les œufs ont alors au plus un millimètre et demi
ou deux millimètres de diamètre, et si l'on ne
mettait pas dans l'examen des cornes le soin le
plus scrupuleux, on les méconnaîtrait aisément;
mais lorsqu'on est prévenu, qu'on éclaire bien la

corne qu'on veut examiner, et qu'on l'ouvre avec
précaution, on ne peut guère éviter de rencontrer les œufs au bout de quelques essais. Ils sont
entièrement libres, ne présentent point d'adhérence avec les parois des cornes, et l'on peut les
enlever sur la lame d'un scalpel, puis les déposer
dans un verre de montre rempli d'eau, pour les
examiner plus facilement. Cette particularité remarquable d'un isolement parfait, présente non
seulement un caractère physiologique fort digne
d'attention, mais encore elle devient très-utile
pour distinguer les œufs des petites vésicules que
l'on observe si souvent dans le tissu des cornes,
et qui sont probablement des hydatides. Celles-ci
sont toujours engagées dans la paroi même de l'organe, et ne peuvent s'en détacher sans le secours
d'un instrument tranchant. Puisque les œufs sont
libres, ce ne sont pas des hydatides, ni rien
autre chose de ce genre. Mais cette liberté d'adhérence a encore une autre signification, en ce
qu'elle assimile sous ce rapport, pendant un temps
donné, l'œuf des Mammifères à l'œuf des Oiseaux;
seulement l'un est libre jusqu'au moment où il
s'implante pour se nourrir; l'autre au contraire
conserve sa liberté, parce qu'il a emporté toutes
les provisions nécessaires au développement de
l'embryon.

Grossis trente fois et vus par transparence, ces
œufs paraissent sous une forme ellypsoïde, et
semblent composés d'une membrane d'enveloppe
unique et mince, dans l'intérieur de laquelle est
contenu un liquide transparent. A la partie supérieure de l'œuf on remarque une espèce d'écusson
cotonneux, plus épais et marqué d'un grand nombre de mamelons. (*Voyez* Dictionnaire classique

d'Histoire naturelle, Art. Œuf, par M. Dumas.)

En consultant les travaux de quelque importance, qui ont été entrepris sur l'Ovologie, nous avons vu avec surprise que cette même vésicule de Purkinje avait été entrevue en France par M. Prevost, de Genève, long-temps avant qu'il fût question de sa découverte par le naturaliste allemand. En effet, on sait que les travaux de Purkinje n'ont eu du retentissement en Europe, que par suite de la publication de son mémoire imprimé à Leipsick en 1830, sous le titre de *Symbolœ ad ovi avium historiam;* or, voici ce que je lis dans ce même article Œuf de M. Dumas.

Dans l'œuf de l'ovaire, la cicatricule se montre parfaitement circulaire ; elle est d'un bleu mât dans presque toute son étendue ; mais en outre, on observe une tache d'un jaune foncé, qui paraît due, soit à une solution de continuité dans la membrane externe et la portion blanche, soit à une solution de continuité dans la portion blanche seulement. Prevost pense que ce point est occupé par une vésicule membraneuse et transparente. Quoi qu'il en soit, ce point central mérite un examen approfondi..... Nous retrouverons une cicatricule analogue dans les œufs de tous les autres animaux. Rien de semblable ne s'est présenté cependant dans ceux des Mammifères. Sous ce rapport, l'existence d'une vésicule en outre de la cicatricule serait une découverte du plus haut intérêt, puisqu'elle rattacherait la forme du développement du fœtus dans les œufs à cicatricule, à celle de ce même développement dans les œufs des Mammifères. Cette découverte importante, nous le répétons, est due plus particulièrement à M. Prevost (*loco citato*).

Si donc il s'agissait d'établir une question de priorité entre l'auteur allemand et M. Prevost, il en adviendrait peut-être de la fameuse vésicule comme de l'Amérique, qui n'a pas pris le nom de Christophe Colomb, qui l'avait découverte le premier; mais celui du florentin Améric Vespuce, qui visita le nouveau continent, cinq ans après le navigateur génevois.

L'œuf des Mammifères contracte des adhérences avec la matrice quelques jours seulement après le détachement de l'ovaire. L'objet de ces adhérences est de soutirer à la mère les matériaux nutritifs nécessaires au développement du germe et de l'embryon. Il n'avait donc pas besoin, en quittant l'ovaire, d'être muni d'une masse de provisions aussi considérable que celles qui étaient nécessaires à l'œuf des oiseaux, et par conséquent aussi bien des élémens que nous avons signalés dans ce dernier, doivent lui manquer.

Comme la matrice le protége contre les atteintes du monde extérieur, il n'avait pas besoin d'une coquille renfermée dans le corps maternel; étant destiné à se développer sous une température toujours égale, il n'avait pas besoin de chalazes, ni de membrane chalazifère pour lui servir d'axe, et lui faire tourner constamment vers la source de la chaleur son côté le plus sensible.

Si donc vous supprimez la coquille, les axes chalazifères, le blanc et le jaune, que restera-t-il à l'œuf des Mammifères? Il lui restera ce qui constitue l'essence de tous les œufs, sa partie fondamentale, la vésicule de Purkinje. Voyons dans quelle situation on l'y trouve et quelles circonstances accessoires l'accompagnent.

La vésicule de Purkinje, ou l'œuf proprement

dit, dans le Mammifère, n'est pas ce petit corps ellypsoïde et transparent signalé par M. Dumas. Ce petit corps qui s'échappe de l'ovaire, qui est formé d'une membrane mince et pleine de liquide, et qui est reçu par le pavillon de la trompe, renferme un autre corps également sphérique et d'une transparence parfaite, qui est positivement la vésicule de Purkinje. Pour l'apercevoir, il faut prendre l'œuf dans l'ovaire et le placer promptement sous le microscope. Si on attend le refroidissement complet, on ne voit plus rien; ou le liquide environnant se trouble, ou bien la contraction amenée par le froid crispe les tissus et change l'aspect des parties. Il faut également aplatir la vésicule, en la soumettant à une pression légère, à l'aide du disque compresseur. Au moyen de ces précautions, on aperçoit et l'on distingue parfaitement une vésicule renfermée dans une autre, au milieu d'un liquide que la compression fait fuir des deux côtés; et comme, malgré l'épaisseur des deux membranes enveloppantes, la transparence est très-sensible, on en conclut que la vésicule interne est remplie d'un liquide limpide et que ce qui trouble l'aspect général de la double vésicule, quand elle n'est point comprimée, c'est le liquide intermédiaire, celui dans lequel nage la vésicule de Purkinje.

Maintenant, si l'on se demande quelle est la véritable signification du liquide dans lequel nage la vésicule de Purkinje et de la membrane qui le limite, on se convaincra aisément qu'il doit être l'analogue du jaune ou *vitellus*, et que sa membrane est la vitelline. Ce liquide, en effet, est toujours granuleux comme le jaune de l'œuf des oiseaux, et d'un gris jaunâtre. Il doit avoir les mêmes usages, c'est-à-dire servir aux premiers développemens du germe et de l'embryon, et à le faire vivre, par conséquent, jusqu'à ce qu'il ait contracté de nouvelles adhérences avec le corps de la mère dans l'intérieur de l'organe où il doit accomplir son entière évolution.

Mais l'œuf du Mammifère reste fort peu de temps à l'état de liberté, le temps qu'il lui faut rigoureusement pour arriver jusque dans l'intérieur de la matrice. Aussitôt qu'il est parvenu dans cet organe, il s'y fixe et soutire immédiatement à la mère le fluide nutritif nécessaire à son développement. Voilà pourquoi il n'apporte de l'ovaire qu'une très-petite quantité de jaune.

Nous venons de faire connaître la composition de l'œuf de l'oiseau et de l'œuf du Mammifère; avant de passer à l'examen des circonstances et des causes qui transforment l'œuf en germe, nous jèterons un coup d'œil sur les conditions particulières dans lesquelles se trouve l'œuf des espèces inférieures.

Reptiles. Les œufs des Grenouilles s'enveloppent dans l'oviducte d'une substance gélatineuse particulière. Cette substance se gonfle rapidement dans l'eau, et l'on aperçoit alors dans son milieu, le jaune (*vitellus*), de couleur noirâtre, enveloppé d'une pellicule très - mince offrant une cicatricule d'un gris clair, et entourée d'un blanc à peine perceptible. Pendant l'évolution du germe, la surface du jaune subit des changemens fort remarquables, qui ont été observés pour la première fois par MM. Prevost et Dumas. A partir du centre, la cicatricule d'un gris clair se partage d'abord en deux ; puis en quatre; enfin, en un plus grand nombre de parties, mais toujours avec une régularité géométrique. C'est seulement lorsque ces lignes, qui se succèdent avec une grande rapidité, ont disparu, qu'on aperçoit sur le côté obscur de la surface de la sphère, une ligne enfoncée, autour de laquelle s'en dessinent deux autres, et qui est le premier indice, tant de la colonne vertébrale crânienne, que de la moëlle épinière et du cerveau.

L'œuf de la Salamandre terrestre se développe de la même manière, mais dans l'intérieur du corps de la mère. « Dans une femelle pleine de Salamandre, j'ai trouvé, dit Carus, les œufs réunis par une masse gélatineuse peu épaisse, en un cordon situé dans la double matrice en forme d'intestin. Le fœtus était parfaitement libre; il portait des branchies et pouvait vivre hors de l'œuf, car je l'ai conservé vivant, dans l'eau pure, pendant plus de trois semaines. Ce qu'il offrait surtout de remarquable, c'était un grand sac vitellin, suspendu au ventre, et autour duquel il se trouvait ployé dans l'œuf. Ce sac faisait évidemment partie intégrante du canal intestinal. »

Les œufs de la Couleuvre à collier sont, comme ceux du Boa, très-allongés et couverts d'une coquille coriace. On ne distingue ni jaune ni blanc dans leur intérieur, c'est plutôt un mélange jaunâtre de ces deux substances. Lorsqu'on les plonge dans l'eau, ils se gonflent considérablement. Les œufs de quelques serpens, tels que l'Orvet et la Vipère, se développent et éclosent dans l'oviducte. Pendant le développement, le jaune se sépare du fœtus d'une manière très-tranchée. La surface ventrale de celui-ci se ferme presque jusqu'à l'ouverture ombilicale, et le jaune dont la forme se rapproche plus tard d'un sac entourant le fœtus lui-même , finit par entrer peu à peu dans la cavité abdominale. Au reste, les œufs des Ophidiens non vivipares sont souvent comme ceux des Mollusques et des Batraciens , réunis en longues masses par une sécrétion albumineuse des oviductes qui les agglutine ensemble.

L'œuf des Sauriens est ordinairement très-allongé, et il a à sa surface un dépôt épais et solide de carbonate calcaire. Ce dépôt se remarque surtout dans les œufs durs et raboteux des Crocodiles. Toutefois cette circonstance n'est pas générale ; car les œufs du Monitor et du Lézard gris ne sont couverts que d'une croûte coriace. On trouve toujours sous cette première enveloppe une autre membrane. Le jaune est très-volumineux et entouré d'une très-petite quantité d'albumine. Sa membrane est très-vasculaire, et c'est en elle qu'on commence à apercevoir des vaisseaux et du sang. Ces vaisseaux servent de lien entre le jaune et l'embryon.

Les œufs des Tortues sont pourvus d'une coquille calcaire , dure et blanche ; d'un blanc très-abondant mais sans chalazes, et d'un jaune globuleux sur lequel on remarque une cicatricule. La forme et le volume des œufs varient suivant les espèces. Ils sont très-longs dans la Tortue bourbeuse et plus arrondis dans la Tortue grecque. La science manque de recherches précises sur la vésicule de Purkinje dans ces œufs et dans ceux des autres reptiles ; mais la cicatricule étant regardée comme le résultat de la rupture de cette vésicule, le défaut d'observation directe ne doit pas faire supposer l'absence de cet élément essentiel de tout œuf animal.

Poissons. Les ovaires des Poissons osseux forment deux grands sacs qui s'étendent des deux côtés du canal intestinal, jusqu'au dessous du foie, et sont attachés à une sorte de mésentère. Les œufs nourris et retenus en place par des vaisseaux sanguins déliés tiennent à des replis ordinairement lamelleux de ces sacs. Ils sont si nombreux qu'à l'époque du frai, les ovaires remplissent presque entièrement la cavité abdominale; et qu'on peut aisément compter plusieurs centaines de milliers d'œufs dans un seul poisson. Voici des nombres qui ont été fournis par M. Rousseau père, qui a laissé un digne successeur dans son fils le docteur Emmanuel Rousseau, aujourd'hui chef des Travaux anatomiques au Muséum d'Histoire naturelle.

Dans une Perche d'eau douce (*Perca fluviatilis*, L.) pesant une livre deux onces, l'ovaire pesait vingt-huit gros et contenait 167,216 œufs.

Une Carpe (*Cyprinus Carpio*, L.) pesant deux livres cinq onces, l'ovaire pesait vingt-deux gros trente-six grains et contenait 167,400 œufs.

Un Maquereau (*Scomber Scombrus*, L.) pesant une livre trois onces, l'ovaire pesait vingt gros et contenait 12,920 œufs.

Un Brochet (*Esox Lucius*, L.) pesant vingt livres, l'ovaire pesait trois livres deux onces quatre gros et contenait 166,400 œufs.

Un Esturgeon (*Acipenser Sturio*, L.) pesant cent soixante livres, l'ovaire pesait dix-huit livres quatre onces et contenait 1,467,856 œufs.

Les sacs ovariens s'ouvrent immédiatement derrière l'anus par deux conduits excréteurs très-courts qui ne tardent point à se réunir en un seul, et qui communiquent avec les organes urinaires.

Il y a des poissons qui n'ont point d'oviducte;

la cavité abdominale reçoit les œufs tombant des ovaires lamelleux, pour les transmettre au dehors, à la faveur d'ouvertures particulières. Ces ouvertures s'observent dans l'Esturgeon, les Raies et les Squales, où elles semblent cependant être plutôt destinées à permettre l'entrée de l'eau dans la cavité abdominale, pour y servir à une sorte de respiration intestinale. Carus a décrit le premier cette dernière forme chez la Truite, et il l'a retrouvée aussi dans le Saumon. Les ovaires de la Truite, assez peu volumineux hors l'époque du frai, sont situés très-haut, près du foie, et les œufs qu'ils contiennent, au lieu d'être tous au même degré de développement, comme dans le Brochet, la Carpe, etc., sont de différentes grosseurs. Lorsqu'ils sont arrivés à maturité, c'est-à-dire quand leur volume égale presque celui d'un pois, ils se détachent des lames transversales de l'ovaire, en quelque sorte ouvert par devant, et tombent dans la cavité abdominale, qu'on trouve fréquemment remplie de ces corps à l'état libre; mais ils en sortent ensuite par les ouvertures que ces poissons offrent auprès de l'anus. Cette organisation, que personne n'avait décrite avant Carus, est remarquable en ce qu'elle répand un grand jour sur les usages des ouvertures abdominales, dont l'interprétation avait été jusque-là une énigme; elles servent ici d'orifices de parturition.

Chez la Blennie vivipare (1) le développement des petits a lieu dans l'ovaire même. Cet organe, suivant Rathke, représente un sac allongé formé

---

(1) Dans la nomenclature de Cuvier, ce poisson porte le nom de *Zoarcès* (Cuvier, Règne animal).

de trois couches ; les œufs naissent sur les parois de la portion interne la plus large. Cette couche interne se déchire, les œufs tombent, mûrissent, et les petits sortent derrière l'anus par la portion extérieure qui correspond à l'oviducte.

Il y a des poissons qui ont un organe incubateur : tel est le cas du *Syngnathus acus*. Les petits se développent dans un sac situé derrière l'anus, qui s'ouvre lorsqu'ils sont arrivés à maturité. « Jusqu'à présent, dit Carus, on n'avait envisagé cet organe que comme un appareil externe d'incubation appartenant à la femelle, et l'on pensait que les œufs sortis de l'ovaire s'y introduisaient par l'effet d'un ramollissement de la peau du dessous de la queue, suivi bientôt de sa déhiscence. Mais, d'après les observations multipliées de Retzius, c'est au mâle que cet organe incubatoire appartient. Le *Syngnathus acus* (Syngnathe-aiguille) porte sous la queue une fente constante à la peau, dans laquelle la femelle pond ses œufs, probablement à l'aide d'une sorte d'accouplement, et où ils se développent ensuite d'une manière complète. D'autres espèces, par exemple le *Syngnathus ophidion*, n'ont point d'organe incubateur ; ici les œufs sont seulement suspendus à la peau du ventre des mâles, où ils se développent à peu près comme le font ceux des Ecrevisses sous la queue des femelles. »

Les femelles des Raies et des Squales ont deux oviductes dont chacun reçoit les œufs de l'ovaire par une ouverture libre située près du cœur et du foie. La partie inférieure de ces oviductes retient presque toujours l'œuf jusqu'à l'entier développement du petit, qui s'y trouve comme dans une sorte de matrice, et qui sort enfin par une ouverture située derrière l'anus et munie d'une saillie. Home a toujours rencontré dans le *Squalus acanthias* plusieurs œufs entourés d'une gelée transparente, et renfermés dans une capsule commune qui se termine en pointe par le haut et par le bas, et il a vu les petits se développer complétement dans ces œufs. Suivant le même observateur, le *Squalus canicula*, au contraire, ne pond qu'un seul œuf à la fois.

Les œufs à maturité du Syngnathe contiennent un jaune séparé, nageant au milieu d'une petite quantité d'albumine et pourvu d'une tache blanchâtre ou cicatricule, qui indique l'endroit où l'embryon doit paraître. (Cavolini.)

Dans les Raies et les Squales, ces particularités sont encore plus apparentes, parce que le jaune et le blanc sont plus distincts l'un de l'autre ; ces œufs sont en outre encroûtés de dépôts sécrétés dans les oviductes, et revêtus de coquilles cornées qui ont valu aux œufs des Raies le nom de Souris de mer, à cause de leur couleur foncée et de leurs quatre grandes pointes.

L'œuf des poissons osseux n'est jamais entouré d'une coquille cornée. Il est ordinairement sphérique, transparent ou translucide, et mou. Carus a trouvé les œufs du *Cyprinus Dobula* (1) réunis par un mucus albumineux en grosses grappes adhérentes aux plantes aquatiques. Chaque œuf avait un chorion ou membrane externe autour de laquelle se voyait encore une couche épaisse de ce mucus coagulé. L'œuf, ainsi soumis à un fort grossisse-

---

(1) Dans le Règne animal de Cuvier, ce poisson porte le nom de *Meunier* et fait partie du groupe des poissons blancs du genre des Cyprins de la famille des Cyprinoïdes de l'ordre des Malacoptérygiens abdominaux.

ment, présentait une surface ponctuée d'une manière régulière. En dedans on rencontrait d'abord une couche de blanc, puis la sphère vitelline, contenant une goutte d'huile claire, au moyen de laquelle la région correspondante du jaune se tournait toujours vers le haut. La même disposition, sauf toutefois l'absence de la couche externe du mucus albumineux a été observée par Rathke dans les œufs de la Blennie, par Baumgærtner et par Carus dans ceux de la Truite. Seulement, dans ce dernier cas, au lieu d'une goutte d'huile, il y en avait plusieurs.

Dans les Poissons, le côté de l'embryon auquel le jaune donne naissance est toujours le côté tergal, par conséquent le côté ventral est celui où le sac vitellin demeure libre le plus long-temps, celui aussi par lequel il est absorbé dans le corps, et par suite c'est la surface ventrale que le nouvel animal applique sur la convexité de cette poche. Chez le *Cyprinus Dobula*, le premier rudiment de l'embryon se montre d'abord fixé seulement au jaune; il quitte l'œuf au bout de douze jours. Dès le huitième, on l'aperçoit qui se meut très-librement dans l'œuf, quoique l'on continue toujours à distinguer fort bien le jaune avec la goutte d'huile qu'il renferme, et qu'une circulation extrêmement simple encore parcoure le corps embryonnaire. Six jours après que le petit poisson, long alors de deux lignes et demie, a quitté l'œuf, le jaune a passé tout entier dans le canal intestinal. Autour de la goutte d'huile, qui continue encore à être visible, et qui paraît se convertir plus tard en vésicule biliaire, se forme manifestement la substance du foie. Les embryons du *Cyprinus Dobula* sont généralement très-faciles à observer pendant leurs développemens, parce que leur transparence égale presque celle du verre.

Chez les Squales, dont les petits ne quittent l'œuf qu'après la sortie de celui-ci du corps de la mère, les coquilles dures offrent de chaque côté deux fentes qui permettent l'accès de l'eau; tandis que quand les œufs se développent dans l'intérieur de l'oviducte, ils n'ont point de coquille dure, et sont entourés de la masse gélatineuse, qui alors, selon le sentiment de Carus, servirait autant à la nutrition du fœtus qu'à sa respiration.

En résumé, on voit que l'œuf des poissons se compose d'une membrane vitelline, quelquefois assez mince pour qu'on ne puisse pas l'apercevoir distinctement au microscope; d'un jaune, ou *vitellus*, qui consiste en un liquide visqueux entremêlé de granules albumineux incolores et surmonté d'une graisse presque toujours divisée en gouttelettes, mais quelquefois aussi réunie en une seule grosse goutte; enfin, d'une cicatricule lenticulaire et à peu près transparente, qui occupe le quart environ de la surface du jaune. La vésicule de Purkinje ne se voit qu'autant que l'œuf occupe le lieu où il s'est formé (Baër). D'après ce que nous avons dit touchant la position de la goutte d'huile qui surmonte toujours le même côté du jaune, on voit que son usage a le même but que les chalazes de l'œuf des oiseaux, c'est-à-dire qu'elle tend à faire tourner toujours vers le haut la même partie de l'œuf du poisson, probablement afin que cette partie soit toujours en position d'être atteinte par la laitance quand les mâles viennent la répandre sur eux.

Insectes. Ainsi que nous l'avons dit précédemment, la vésicule de Purkinje a été trouvée dans l'œuf des insectes, dès 1827, par Baër. Nous nous sommes assez longuement étendu sur le compte de cette vésicule; nous devons considérer l'œuf des insectes sous d'autres rapports. Tout ici est d'un intérêt puissant; la manière dont s'opère la ponte, le lieu où les œufs sont déposés, les précautions prises par la mère pour assurer leur éclosion à l'abri de tout danger, leur quantité, etc.

Les œufs de quelques Diptères sortent réunis en une espèce de collier; chaque œuf est collé à celui qui le précède et à celui qui le suit, au moyen d'une substance gommeuse. Dans les insectes dont la larve est aquatique, la masse des œufs est entourée d'une substance analogue à celle qui enveloppe le frai des Grenouilles.

Dans le genre Blatte, la femelle se délivre après un long travail qui dure quelquefois huit jours, d'un ou deux corps oviformes aussi volumineux que la moitié de son abdomen. Ces corps sont d'abord blancs et mous; mais ils deviennent bruns et se durcissent très-promptement. Ces corps ne sont pas des œufs; ce sont des espèces d'étuis contenant chacun seize à dix-huit œufs disposés sur deux rangs; les jeunes Blattes en sortent par une fente qui existe au côté droit, et qui se referme assez exactement, après que l'étui a été vidé, pour qu'il paraisse aussi entier qu'auparavant.

Mais, le plus généralement, les insectes pondent les œufs un à un; la plupart des Coléoptères et des Lépidoptères, qui les disposent en tas, les pondent avec une grande promptitude. Les Abeilles, les Fourmis, les Termites, en pondent jusqu'à soixante et au-delà par minute. Les Sphex, les Ichneumons, les Œstres, mettent un intervalle de quelques minutes et même de quelques

jours entre la ponte de chacun. L'Hépiale du hou-
blon, au contraire, dépose une immense quantité
de petits œufs pareils à des grains de poudre à
canon très-fine, avec une telle vitesse, qu'ils semblent courir, suivant l'expression de Degéer.
L'abbé Préaux cite une espèce de Tétraptères
qu'il a appelée Mouche Baliste, qui lance ses œufs
avec la même force que s'ils l'étaient avec une
sarbacane.

L'instinct des insectes brille surtout dans le
choix du lieu destiné à recevoir leurs œufs. Les
espèces aquatiques qui constituent la tribu des
Hydrophiliens, renferment leurs œufs dans une
espèce de poche à la manière des Araignées. Quelques uns même portent cette poche à l'instar des
Lycoses, en la fixant à la partie inférieure de leur
corps; d'autres l'abandonnent après l'avoir formée. La femelle du grand Hydrophile (*H. piceus*),
au rapport de Lyonnet et de Miger, est pourvue
de deux filières d'où suinte un fluide soyeux avec
lequel elle construit, dans l'espace de trois jours,
une coque ovoïde surmontée d'une espèce de
corne arquée. Cette coque est formée à l'extérieur d'une matière glutineuse qui se dessèche et
devient impénétrable à l'eau. A l'intérieur elle est
garnie d'un duvet soyeux, éclatant de blancheur,
au milieu duquel les œufs sont couchés d'une manière symétrique. Le tout reste attaché dans l'eau
à quelque plante flottante, et c'est de cette singulière prison que sortent les insectes aussitôt qu'ils
viennent à éclore.

Le Bombyx du saule (*Liparis salicis*) cache
entièrement ses œufs sous une substance blanche
et écumeuse qui, étant insoluble dans l'eau, les
protége efficacement contre l'humidité. La femelle

du Tenthrède du pin fait d'abord, au moyen de la double scie dont elle est armée, une incision longitudinale dans une des feuilles de l'arbre, y dépose ses œufs bout à bout sur une seule file et bouche l'ouverture avec de petits fragmens de feuilles qu'elle colle ensemble au moyen d'un fluide verdâtre et glutineux qu'elle rend par la bouche et qui devient friable en se desséchant. La Tenthrède du rosier (*Hylotoma rosæ*) emploie le même moyen pour insinuer ses œufs dans les petites branches fendues des arbrisseaux, ayant soin de laisser entre chaque œuf un certain espace afin qu'il puisse se développer à l'aise.

Le Rhynchite Bacchus, espèce de Charançon qui fait quelquefois à la vigne autant de ravages que la Pyrale, forme avec les feuilles de la vigne, en les roulant, une espèce de poche dans laquelle il place ses œufs. D'autres espèces de la même famille introduisent les leurs dans les grains de blé les navettes et d'autres fruits alimentaires, et deviennent dans bien des cas, un véritable fléau.

M. Vallery, inventeur d'un appareil pour la conservation des grains, a étudié les mœurs des Charançons, en ce qui a rapport à la reproduction de leur espèce. Ces observations ont été consignées dans un rapport lu dernièrement à l'Académie des Sciences, par M. Séguier fils. En voici le résumé :

M. Vallery a reconnu que les Charançons quittent en automne les monceaux de blé, aussitôt que la température cesse d'être de 8 à 9 degrés centigrades ; ils ne s'accouplent plus pour la reproduction de leur espèce, dès que le thermomètre est descendu de 10 à 12 degrés. Il a encore constaté que les Charançons aiment essentiellement le repos. Aussitôt qu'ils sont troublés, ils

quittent les endroits qu'ils habitent et vont chercher ailleurs une tranquillité indispensable à leur
existence.

Les Charançons ne se livrent à la reproduction
qu'à la surface des tas de blé ; aussitôt que la femelle est fécondée, elle s'enfonce dans l'intérieur
du tas et dépose un œuf, non à la surface du
grain, mais sous l'épiderme, afin que la larve qui
en naît puisse pénétrer immédiatement dans le
grain. La femelle rebouche, par une substance glutineuse, l'ouverture qu'elle a pratiquée. L'observation apprend que tout œuf déposé ne donne
naissance à la larve qu'au bout de sept à huit
jours, suivant l'état de la température ; trente-
quatre ou trente-cinq jours s'écoulent jusqu'au
moment où la larve se convertit en chrysalide.
C'est après un repos de huit jours que le Charançon brise son enveloppe et parvient à l'état d'insecte parfait ; d'abord, d'un jaune pâle, il passe
promptement au jaune foncé. Neuf ou dix jours
après leur dernière métamorphose, ces insectes
commencent à s'unir pour la reproduction ; soixante
à soixante-quatre jours s'écoulent donc depuis la
ponte de l'œuf jusqu'au moment où les Charançons sont devenus aptes à se reproduire. C'est en
appliquant le calcul à ses observations, que M. Vallery démontre que, pendant les nombreuses journées où le thermomètre ne descend pas au dessous
de 12 degrés, douze paires de Charançons peuvent procréer 75,000 individus de leur espèce.
(Comptes rendus de l'Académie des Sciences,
1838, n° 2.)

Il y a une espèce de Lépidoptères, le *Liparis
dispar*, *Chrysorrhea*, etc., qui dépouillent leur
propre corps des poils dont il est revêtu, pour en

former à leurs œufs un vêtement imperméable. Ils commencent par établir à la surface d'une branche, un lit moelleux sur lequel ils déposent plusieurs couches d'œufs; ils entourent ceux-ci de nouveaux poils; et quand la ponte est terminée, ils enveloppent le tout d'un vêtement analogue. Mais une chose digne de remarque, c'est que les poils de l'intérieur du nid sont rangés sans ordre, ceux au contraire qui sont au dehors, sont disposés comme les briques d'un toit, de façon que l'eau qui tombe sur eux glisse à la surface. Cet ouvrage dure vingt-quatre et quelquefois quarante-huit heures; quand il est terminé, le corps de l'insecte est totalement dégarni de poils et l'insecte lui-même expire.

Réaumur parle d'un nid de ce genre qui était encore plus singulier. Les œufs y étaient placés en spirale autour d'une branche, et recouverts d'un duvet frais et doux, non pressé et dont chaque poil était horizontal. Dans cet état, dit-il, il ressemblait à une petite queue de Renard roulée en spirale autour d'une branche.

Chez les Pucerons, c'est le corps de la mère qui sert d'abri aux œufs quand ils ont été pondus, et voici comment cela se passe. Lorsqu'une femelle a été fécondée, elle se colle à une feuille et reste immobile comme si elle était privée de vie. Son corps augmente de volume et devient de la grosseur d'un pois; on n'y distingue même alors aucun vestige de tête ni de membres. Dans cet état elle ressemble plutôt à une excroissance végétale qu'à un véritable insecte. Si on l'enlève, on s'aperçoit que son corps est plat en dessous et qu'il s'applique exactement à la branche de l'arbre dont il n'est séparé que par une légère couche d'un duvet cotonneux. A mesure que les œufs sortent, elle les pousse entre son ventre et le lit de duvet, jusqu'à ce que tous soient pondus. Aussitôt que la femelle a terminé cette singulière opération, elle meurt; mais son corps conservant sa forme première, reste collé aux œufs et devient une espèce de toit qui les protége d'une manière efficace jusqu'au moment de l'éclosion.

Souvent, dit M. Lacordaire, qui nous fournit une partie de ces détails, la totalité des œufs pondus par une femelle ne forme qu'une seule masse; mais le plus ordinairement ils sont disséminés en plusieurs petits groupes, placés à distance les uns des autres sur une plante ou sur des plantes distinctes. Dans ce dernier cas le but de la nature semble être d'éviter l'accumulation d'un trop grand nombre de convives à une même table, ou d'empêcher que les œufs non encore éclos ne soient dévorés par les larves venues les premières au jour, qui les attaqueraient souvent s'ils étaient dans leur voisinage.

Quelquefois les insectes jettent leurs œufs au hasard en une masse confuse; le plus souvent ils les arrangent d'une façon régulière et fort élégante. Le Papillon du chou (*Pieris brassicæ*) place les siens côte à côte en colonne serrée, le bout par lequel doit sortir la larve en dessus, de manière à ce que chaque individu sortant ne dérange pas ceux qui l'avoisinent. Les œufs du Petit Paon (*Saturnia Carpini*) un des plus beaux papillons de nuit de nos climats, sont oblongs et rangés également côte à côte sur deux lignes, comme les bouteilles placées dans des planches trouées. Une espèce, le Lépidoptère nocturne (*Bombyx Neustriæ*), ne pond qu'en automne; et comme ses œufs ne doivent éclore qu'au printems suivant, au lieu de les placer sur les feuilles que le vent emporte, il les colle autour des branches en guise de bracelet. Deux autres espèces du même genre (*Bombyx castrensis* et *franconica*) placent les leurs sur les tiges de graminées et d'hélyanthèmes. Chaque anneau se compose de deux à trois cents œufs de forme pyramidale aplatis au sommet, ayant leur axe perpendiculaire à la tige, qu'ils embrassent en formant plusieurs spirales. Les intervalles sont remplis d'une gomme brune et tenace, destinée sans doute autant à les protéger contre le froid qu'à les fixer sur place.

Selon Réaumur, le Cousin vulgaire (*Culex pipiens*) dispose ses œufs d'une manière encore plus singulière. Les œufs, de forme oblongue, assez semblables à de petites fioles, sont accolés côte à côte au nombre d'environ deux cent cinquante à trois cents, en une masse oblongue, pointue et relevée à chaque extrémité, ressemblant assez bien à un bateau. Cette espèce de nacelle flotte sur l'eau, et, quelle que soit l'agitation du liquide, jamais il n'en pénètre une seule goutte dans son intérieur. Le procédé de la femelle pour arriver à ce but est très-industrieux. Les œufs ont une base trop étroite relativement à leur longueur pour se maintenir debout sur une surface quelconque. Afin d'obvier à cet inconvénient, la femelle s'accroche, au moyen de ses quatre pattes antérieures, à une feuille ou à la tige de quelque plante aquatique, et laisse son abdomen flotter en liberté sur l'eau ; elle croise alors ses deux pattes postérieures et retient dans l'angle qu'elles forment les œufs à mesure qu'ils sortent, en les collant les uns aux autres avec une gomme tenace. Lorsqu'elle sent qu'il y en a un nombre suffisant pour donner une base solide à son bateau, elle décroise ses pattes et ne les emploie plus qu'à retenir les œufs jusqu'à ce que leur ensemble ait pris la forme qu'elle veut lui donner. La ponte terminée, elle s'envole et abandonne le tout à la surface de l'eau.

Toutes les larves qui vivent isolées dans l'intérieur du bois, des feuilles, des fruits, des semences, proviennent d'œufs pondus par des femelles pourvues d'instrumens propres à les placer dans le lieu qui leur convient. Le *Balaninus nucum* et le *Balaninus glandium*, espèces de Charançons, percent avec leur long bec l'un la noix l'autre le gland, et y déposent un œuf solitaire qui donne naissance à la larve, qui détruit ensuite ces fruits. Le Charançon du blé, comme il a déjà été dit, emploie un procédé analogue en perçant un trou dans chaque grain de blé avant d'y déposer un œuf. D'autres fois, au lieu du bec, c'est avec une tarière placée à l'extrémité de l'abdomen que les femelles d'autres espèces pratiquent la même opération.

Mais le choix du lieu de la ponte est toujours déterminé par le genre de nourriture que doit prendre la larve, et il y a alors une coïncidence parfaite entre l'époque de l'éclosion et celle de l'apparition des feuilles de la plante dont les larves doivent faire leur aliment. Réaumur a observé un fait assez singulier relativement aux Chenilles mineuses, larves de quelques petites Phalènes qui rongent le parenchyme des feuilles et y creusent des galeries tortueuses. La femelle de ces Phalènes ne place pas ses œufs dans l'intérieur de la feuille, mais à la superficie, de façon qu'en naissant la larve peut s'introduire tout de suite dans la feuille qui lui sert de demeure et d'aliment.

Les Diptères déposent leurs œufs sur la viande et les abandonnent. Les Nécrophores enfouissent dans la terre le cadavre dans lequel leurs œufs doivent éclore. Certains Sphex et quelques Pompiles tuent d'autres insectes et les enfouissent de la même façon après avoir déposé leurs œufs dans l'intérieur du mort. Les Ichneumons au contraire laissent vivre l'insecte chez lequel ils déposent leurs œufs. La larve de ces derniers vit alors aux dépens de l'animal qui la recèle, et qui est ordinairement une chenille ; pendant tout le temps que dure son accroissement, elle se nourrit du corps gras de la chenille, et quand vient le moment de la métamorphose, alors seulement elle attaque ses organes essentiels, la tue et sa peau lui sert de cocon.

La fécondité des insectes égale presque celle des poissons, et surpasse beaucoup celle des oiseaux. La Guêpe ordinaire produit trente mille œufs ; les reines d'Abeilles, selon Degéer, en pondent dans une saison, de quarante à cinquante mille. Leuwenhœck a calculé qu'une Mouche ordinaire pouvait produire en trois mois sept cent quarante-six mille quatre cent quatre-vingt-seize œufs. Une espèce de Termite (*Termes fatalis*) pond soixante œufs par minute, ou trois mille six cents par heure, ou quatre vingt-six mille quatre cents par jour. En considérant cette multiplication extraordinaire des insectes, Linné disait avec raison que trois Mouches étaient capables de dévorer le cadavre d'un cheval aussi vite qu'un lion.

Les œufs de beaucoup d'insectes acquièrent après la ponte une augmentation de volume. Tels sont ceux des Ichneumons, des Cynips et des Fourmis.

Chez les insectes qui déposent leurs œufs dans des lieux humides, l'enveloppe extérieure consiste ordinairement en une membrane très-mince et transparente, qui permet de voir les changemens successifs de l'embryon. Chez d'autres l'enveloppe extérieure est beaucoup plus solide, surtout quand les œufs sont destinés à passer l'hiver. Ceux des *Bombyx Neustriœ* sont durs comme de la corne, le couteau a de la peine à les entamer. Mais leur composition n'a rien de calcaire; car ils ne font point, comme l'œuf des oiseaux, effervescence avec les acides.

Sous cette première enveloppe on observe une pellicule très-fine qui renferme un fluide blanchâtre destiné à développer les organes de l'embryon. Quand ce développement est complet, l'embryon brise l'enveloppe de l'œuf en gonflant son corps; mais la sortie de la larve est toujours une opération laborieuse qui s'exécute de différentes manières. En général, lorsque la coquille de l'œuf est d'une certaine dureté, la larve s'ouvre un passage en rongeant avec ses mandibules la partie la plus voisine de sa tête, ce qui lui coûte quelques heures de travail lorsque cette coquille est très-dure. Dans d'autres cas, cependant, la nature, pour épargner tout travail à la larve, a muni l'œuf d'une espèce de trappe ou de calotte, qu'elle n'a qu'à soulever pour sortir. L'œuf du Pou commun est dans ce cas. Suivant Kirby et Spence, l'œuf d'un Hémiptère du genre Pentatome, outre une calotte hémisphérique, est pourvu d'un appareil très-singulier, qui paraît destiné à faire sauter cette dernière. Cet appareil, d'une substance cornée, a la forme d'une arbalète, dont la corde serait fixée au couvercle de l'œuf et la partie opposée aux côtés de ce dernier, qui lui servent d'appui.

L'œuf des Insectes peut supporter sans périr une élévation ou un abaissement de température extraordinaires et dont on ne connaît pas les limites. L'absence d'air leur est plus fatale que le froid ou la chaleur. Aussi la nature a-t-elle pris toute sorte de précautions pour que l'air ne leur manquât jamais ; mais ce détail nous entraînerait trop loin.

En faisant connaître touchant l'œuf des Insectes toutes les particularités dont nous venons de parler, nous avions l'intention de nous arrêter plus spécialement sur la Pyrale d'Argenteuil, qui, comme on ne l'a pas oublié, a effrayé justement les vignerons du Mâconnais et des environs de Paris, et à la poursuite de laquelle on a envoyé un de nos entomologistes les plus renommés. L'Académie des Sciences elle-même s'est émue à la vue du fléau dont cet insecte accablait tant de vignobles, et elle a demandé, touchant les moyens de destruction, un rapport spécial à des commissaires ; nous n'entrerons pas dans le détail de tout ce qui s'est passé ; nous avons dû le réserver à M. Guérin, qui ayant pris part aux débats académiques, saisira sans doute au mot Pyrale, une occasion toute naturelle de donner aux vignerons d'utiles conseils. Nous ferons seulement à ce sujet une réflexion que l'histoire de la science et la connaissance des grands phénomènes de la nature aurait dû rendre présente à tous les esprits ; c'est que le développement des insectes destructeurs qui se montrent ainsi tout à coup par myriades, a toujours lieu sous l'influence de certaines constitutions atmosphériques dont l'homme n'a pas le

pouvoir de modifier ni de prévenir les effets avant
leur première manifestation. Et cette réflexion
doit servir à consoler le laboureur, que nous avons
vu un instant désolé en présence de l'insuffisance
des moyens qui lui furent proposés alors pour détruire la Pyrale. Et en effet, si la constitution atmosphérique est une cause principale du désastre, il est évident que le désastre doit cesser ou du
moins tendre à disparaître aussitôt que la constitution atmosphérique aura changé. On peut tendre
des piéges à des Renards et à des Loups, dont les
individus sont clairsemés ; mais est-ce bien avec des
piéges qu'on peut espérer de détruire un insecte
qui apparaît aussitôt qu'il se montre comme les
étoiles au ciel : d'abord on n'en voit qu'une, puis
cent, puis mille, le moment d'après, le ciel en
est tout couvert.

Polypes. L'œuf des Polypes a été dernièrement l'objet d'un travail très-intéressant présenté par M. Turpin, à l'Académie des Sciences.
Nous ne pouvons mieux faire que de citer tex-
tuellement quelques fragmens de son mémoire.

« Vers la mi-novembre dernier, dit le savant
académicien, M. Gervais m'apporta deux corps organisés presque microscopiques, que le hasard lui
avait fait rencontrer parmi les plantes fluviatiles
recueillies par lui, pour servir à ses savantes recherches sur les petits animaux tentaculaires, dont
se compose l'intéressante et très-curieuse famille
des Polypes.

» A la première vue de ces corps, dont le diamètre atteint à peine un millimètre, je crus qu'ils
pouvaient être des capsules ou des seminules isolées de quelques très-petits végétaux. Examinés ensuite sous le microscope, armé d'un grossissement

d'environ quatre-vingts fois, je vis qu'ils étaient orbiculaires et qu'ils représentaient une petite sphère déprimée ou aplatie, dont la surface était mamelonnée et légèrement incrustée de matière calcaire. Un cercle extérieur, plus transparent et jaunâtre, entourait un disque central de couleur brune ou lie-de-vin : ces deux couleurs, d'intensité différente, prouvaient que ces corps étaient vésiculaires, que le cercle extérieur marquait l'épaisseur de la coque ou de la vésicule, et le disque plus opaque, la capacité remplie d'une substance. Du pourtour rayonnaient environ seize épines de longueur variable, tubuleuses, jaunes et terminées le plus souvent par deux crochets en forme d'hameçon ou de patte d'ancre, ou d'autres fois, par trois ou quatre des mêmes crochets en forme de grappin. La tige de cette sorte d'épine présentait encore à sa surface un grand nombre de petits poils courts et âpres, dirigés du haut en bas, et dans son intérieur on apercevait, comme dans certains poils d'animaux, des parties plus opaques coupées par des parties plus transparentes.

» A ce premier aspect, mon idée se porta d'abord sur les conceptacles ou fruits sphéroïdes de plusieurs espèces d'*Erysiphe*, particulièrement de l'*Erysipha guttata* (Lamck.), qui offrent les mêmes dimensions, les mêmes couleurs, les mêmes mamelons, la même dépression, et qui enfin sont aussi pourvus d'appendicules spinescens, qui s'échappent en rayonnant de leur circonférence.

» La comparaison que j'en fis ensuite avec mes dessins d'Erysiphe détruisit à l'instant cette analogie ; mais je ne pouvais savoir encore auquel des deux règnes, végétal et animal, devaient appartenir mes corps spinellés.

» Pour m'en assurer d'une manière certaine, j'essayai d'écraser l'un de ces deux corps entre deux lames de verre, et au seul craquement qu'il fit en se rompant, je ne doutai plus du règne auquel il appartenait.

» C'était un œuf dont la coque venait de se briser avec éclat.

» Replacé en cet état sous le microscope, on voyait la coque rompue en trois parties et la liqueur albumineuse, blanche et composée, comme l'albumen de tous les œufs, d'une base d'eau et d'un grand nombre de globules variables en grosseur, couler et se répandre sur le porte-objet.

» Mais à quel animal appartenait cet œuf; quelle pouvait être la malheureuse mère condamnée à contenir et surtout à pondre des œufs aussi horriblement hérissés de crochets? telle était la question que l'on se faisait, et le pénible sentiment que l'on éprouvait.

» Quoique loin d'être satisfait, je m'empressai, comme on doit toujours le faire dans les sciences, qui toutes n'avancent qu'à coups de provisoire, de décrire et surtout d'imaginer cet œuf si singulier.

» A tout hasard je conservai, dans une petite fiole débouchée et remplie d'eau, le second de ces œufs qui me restait, en ayant soin toutefois de renouveler et d'inspecter chaque matin cet œuf, que sa pesanteur spécifique tenait toujours nageant à la surface de l'eau.

» Vers le 15 décembre, en regardant le matin, comme de coutume, ma petite fiole placée entre l'œil et la lumière, je vis avec surprise que l'œuf s'était ouvert en deux valves béantes, qui n'adhéraient plus entre elles que par un seul point, de la même manière que s'ouvrent les deux valves d'une Huître. Ne pouvant douter qu'il ne se fût échappé quelque chose de cette coque bivalve , je jetai les yeux dans le voisinage , et j'y aperçus un petit animal composé fort élégant , que je reconnus de suite pour appartenir au groupe des Polypes et être celui superficiellement figuré et très-multiplié par Rœsel , et nommé par Georges Cuvier : *Cristatella mucedo* et *Cristatella vagans.*

» Ce petit animal composé, qui n'était éclos que depuis la veille, peut-être même depuis quelques instans , car il était tout près de son enveloppe, était comme suspendu entre deux eaux ; on voyait qu'il éprouvait un besoin, celui d'un point d'appui sur lequel il pût fixer son corps ; aussi ne tarda-t-il pas à descendre au fond de la fiole, d'où ensuite il allongea et mit en exercice ses élégans panaches. Le voyant ainsi fixé dans un lieu qui me permettait difficilement de le bien étudier sous toutes les faces , j'en conçus de l'inquiétude ; car il fallait le détacher et le placer dans un verre de montre, et je craignis avec toute raison , tout en me servant d'un pinceau très-doux et très-fin , de détruire l'unique individu que je possédais et qu'alors je n'avais nul espoir de pouvoir remplacer.

» A force de le caresser avec la pointe de mon pinceau, j'en vins à bout, et une fois bien établi dans un nouveau lac que contenait un verre de montre, je pus , dans cette situation , le bien voir dans tous les sens, le figurer et le décrire sous le microscope.

» Je passe maintenant à la description de l'animal.

» Un corps commun , polypiaire , membraneux, ovoïde ou légèrement cordiforme , un peu oblique vers sa base, bombé ou comme bossu sur le dos , lorsqu'on le regarde de profil ; non contractile, mamelonné ou papilleux à sa surface, transparent, jaunâtre ou comme bordé d'une marge plus transparente, incolore et formée par le prolongement des papilles qui semblent se recouvrir en cette partie, sert d'enveloppe protectrice à plusieurs individus distincts, qui, bien que nés les uns des autres, ne sont cependant qu'agrégés.

» Cette enveloppe, qui est sans contredit un véritable polypier, empêche que l'on ne considère, comme on l'a fait, la Cristatelle comme étant un polype nu.

» Au sommet de ce polypier sont trois ouvertures d'inégales grandeurs qui aboutissent à autant de cellules tubuleuses plus ou moins profondes, cellules analogues à celles si multipliées et en forme d'étoile qui se remarquent à la surface des Polypiers pierreux ou madrépores. La plus grande de ces ouvertures est située au sommet du polypier, tandis que les deux autres, moins ouvertes, sont latérales. Dans chacune de ces cellules loge un individu distinct de la Cristatelle, qui très-probablement ne s'en isole jamais, pas plus que l'Huître ne s'éloigne de sa coquille.

» Ces trois individus étant parfaitement semblables, sauf un peu moins de développement chez les deux latéraux, il suffira d'en décrire un seul, celui du milieu, en faisant seulement connaître les légères différences que peuvent offrir les deux autres.

» La grande transparence du corps polypiaire permet de voir la forme, la disposition et l'étendue variable des cellules, en même temps que les corps des trois Cristatelles qui s'y trouvent logées et qui s'y dessinent par une couleur plus jaune que celle du polypier.

» Ces corps, qui paraissent se borner à n'être qu'une sorte d'intestin digestif, sont cylindriques, obtus à leur extrémité inférieure et légèrement étranglés une ou deux fois dans leur trajet.

» Dans leur plus grande extension, la partie supérieure de ces corps sort un peu de la cellule du polypier, et au sommet de cette partie, qui peut être considérée comme une sorte de col, on voit facilement l'ouverture de la bouche qui, chez les deux individus latéraux, a la forme d'un petit croissant, et chez l'individu central celle d'un mamelon percé à son extrémité.

» L'anus, comme l'a très-bien observé M. Gervais, est situé dans le voisinage de la bouche, comme chez les Ascidies.

Aux deux côtés de la bouche, le corps se divise en deux bras, disposés en fer à cheval, qui paraissent aplatis, obtus et bordés par des bandes jaunâtres. Chacun de ces bras est muni d'une cinquantaine de tentacules vermiculaires, rétractiles, transparens, blancs et disposés latéralement et au sommet comme le sont les barbes d'une plume. Ces nombreux tentacules, vus sous un fort grossissement du microscope, sont recouverts, dans toute l'étendue de leur surface, d'un nombre prodigieux de petits cils dont le mouvement vibrant et très-véloce est très-curieux à étudier sous le rapport de son utilité indispensable à l'existence du petit polype. Leur intérieur paraît être tubuleux et leur tissu composé d'un grand nombre de globules de diverses grosseurs.

» Lorsqu'on examine avec attention le mouvement des cils, on est étonné de voir qu'ils semblent cheminer ensemble, et comme par une sorte de tremblotement, sur l'un des côtés du tentacule, et redescendre de la même manière sur l'autre. C'est à ce singulier mouvement, produit par la vibration successive de chaque cil, mouvement analogue à celui circulaire ou de rotation que l'on observe autour de la bouche des Rotifères, des Vorticelles, des Brachyons, etc., que sont dus ces courans d'eau qui se dirigent vers la bouche du Polype en y portant les molécules nutritives et autres petits Infusoires dont il se nourrit.

» Ces courans, sans lesquels ce Polype ne pourrait pas vivre, les tentacules, manquant de toute faculté prenante, s'expliquent facilement lorsque l'on considère chacun des cils comme étant autant de petites palettes qui frappent les molécules de l'eau en sens différens et de manière à en diriger le mouvement du côté de la bouche.

» Toute la peau de cette Cristatelle, au moins celle qui s'allonge en dehors de la cellule du Polypier ascidiforme, paraît comme ponctuée ou finement mamelonnée. Les trois individus qui habitent en société le même Polypier proviennent de deux générations successives ; les deux latéraux ont eu pour mère l'individu central, visiblement plus développé que ses enfans et auxquels il a donné naissance par le mode de reproduction le plus simple, celui de la gemmation extérieure ou de bourgeon. Agissant d'une manière tout-à-fait indépendante, et chacun pour son propre compte, on voit ces individus, selon les besoins de repos ou d'action qu'ils éprouvent séparément, se contracter, se retirer presque entièrement dans le polypier, ou en sortir en étendant au dehors leur élégant panache. On ne peut mieux comparer cette trinité de Cris-

tatelles qu'à un végétal dont la tige principale aurait produit, par extension de ses nœuds vitaux,
deux bulbilles latérales qui ensuite se seraient isolées et développées en deux autres petites branches.

» Quant à l'existence commune d'absorption et
d'assimilation que l'on suppose chez les Polypes et
les Ascidies composés, on ne peut la nier, tant
qu'il y a adhérence organique entre les individus,
soit qu'ils proviennent, comme chez les arbres,
de bourgeons ou de générations successives, soit
que, libres d'abord, ils se soient entre-greffés par
approche; mais, comme chez les Polypes composés, cette adhérence n'est que temporaire et souvent d'assez courte durée, dès qu'elle cesse, toute
communauté organique disparaît pour toujours.

» C'est ainsi, par exemple, qu'à la surface seulement des gros polypiers pierreux, réside, dans les
alvéoles, un nombre prodigieux de Polypes distincts et parfaitement isolés les uns des autres,
mais qui cependant résultent tous de mères com-
munes qui ont successivement cessé d'exister, et
dont les cadavres, restés sur place, sont ensevelis
dans la masse calcaire et centrale du polypier.

» Les trois individus de la Cristatelle composée
qui fait le sujet de ce mémoire, m'ont paru être
arrivés à l'époque de la séparation, autant que j'ai
pu le voir dans un être aussi petit; les deux enfans latéraux semblaient n'avoir plus avec leur
mère qu'une simple contiguité.

» J'ai possédé pendant trois jours, et dans un
parfait état de vie, le petit Polype composé que je
viens de décrire. Le lendemain du jour de son
éclosion, j'aperçus, nageant dans l'eau et entre
les trois appareils tentaculaires des individus, trois

corps ovalaires, pointus par l'un des bouts, bruns, bordés par un cercle plus clair, et comme remplis par une substance granuleuse.

» Ces corps qui, bien certainement, étaient des œufs, ne pouvaient provenir que du Polype, puisqu'il était complétement isolé dans un verre de montre ; mais quel était celui des trois individus qui avait pondu ces œufs ? par laquelle de ces deux issues, la bouche ou l'anus, avaient-ils été expulsés ? pourquoi des œufs si différens, par leur forme et l'absence des épines, de ceux d'où l'animal est sorti ? Cette dernière difficulté peut être résolue par l'analogie, par des exemples à peu près semblables d'œufs qui, après avoir été pondus, continuent de croître en dehors de la mère. Tels sont les œufs de plusieurs espèces d'Acariens. Cet accroissement particulier des œufs, et le développement subséquent des épines à crochets, lèvent cette autre difficulté dont j'ai parlé au commencement de ce mémoire : quelle est la malheureuse mère condamnée à pondre des œufs si horriblement hérissés ?

» J'ai vu que, dans sa lettre, M. Gervais disait que les deux individus qu'il s'était réservés, et qui, chose remarquable, étaient éclos le même jour que celui que je devais à son obligeance, lui avaient présenté, après quelques jours, un phénomène assez singulier, consistant dans le développement tardif des deux Polypes latéraux. Quoiqu'il soit dans l'ordre naturel que le producteur existe avant le produit, je n'ai point été témoin d'un semblable développement. Mon petit animal était, dès au sortir de l'œuf, déjà composé de trois polypes distincts ; seulement les deux latéraux, comme plus jeunes, paraissaient aussi plus faibles et plus indolens ; leur panache bifurqué semblait n'être point encore sorti du polypier ; on ne voyait à sa place qu'une petite houppe épanouie et composée des tentacules les plus terminaux du panache.

» Une chose assez remarquable, c'est que les trois individus de Cristatelle, éclos tant chez M. Gervais que chez moi, étaient tous composés seulement de trois Polypes, tandis que Rœsel en figure au moins quatre et quelquefois un bien plus grand nombre logés dans le même polypier, auquel il donne le nom de *corps en ballon*. Du reste, cette plus grande multiplication me paraît naturelle, et il est assez probable qu'elle aurait eu lieu si nos petits animaux composés avaient vécu plus longtemps, ou mieux, s'ils avaient joui d'un milieu plus convenable à leur nature. » (Comptes rendus de l'Académie des Sciences du 9 janvier 1837.)

Art. III. *Des circonstances et des causes qui transforment l'œuf en germe.*

La cause qui transforme l'œuf en germe est unique ; c'est la fécondation. Cette cause a pour objet de mettre le fluide fécondant en contact avec l'œuf. Or, si l'on s'en rapporte aux expériences de MM. Prevost et Dumas, ce contact ne serait point instantané, et n'aurait lieu pour les Mammifères qu'un certain temps, huit à dix jours et plus après l'accomplissement de l'acte générateur. En effet, d'après ces expériences, l'œuf détaché de l'ovaire n'est pas encore fécondé ; il ne reçoit le contact du fluide fécondant que dans la partie inférieure des trompes, et le plus souvent dans les cornes ou dans la matrice elle-même. En outre, la chute des œufs n'a lieu que huit ou dix jours après l'acte générateur.

Lorsqu'on ouvre des femelles de Lapin et de Chien vingt-quatre heures après l'accouplement, aucun changement ne fait soupçonner la présence du liquide fécondant dans leurs organes ; mais, en recueillant une portion du mucus qui lubrifie la matrice, on y trouve une grande quantité d'animalcules en mouvement. Ces mêmes animalcules ne se retrouvent point dans le vagin ni dans les trompes. Quant aux vésicules de l'ovaire dans lesquelles les œufs sont renfermés, elles ne présentent non plus rien de particulier.

Deux jours après l'accouplement ces mêmes vésicules ont acquis un diamètre sensiblement supérieur à celui qu'elles ont habituellement. Mais les animalcules sont toujours dans la matrice, et les recherches les plus minutieuses n'en signalent aucun ni dans les trompes ni dans le vagin.

Au bout de trois et de quatre jours, les vésicules, qui se sont accrues de plus en plus, ont atteint, au moins quelques unes, un diamètre de sept à huit millimètres. Alors seulement les animalcules commencent à pénétrer dans les trompes ; mais ils sont toujours en bien plus grand nombre dans l'utérus et ils y sont pleins de vie. Quant à la sérosité qui baigne l'ovaire, on n'y trouve aucune trace de la présence de ces petits êtres.

Après les sixième et septième jours, le nombre des animalcules diminue sensiblement sans que, pour cela, il s'en rencontre davantage dans les trompes. Les vésicules de l'ovaire se déchirent successivement, laissent échapper leurs œufs, et l'on trouve à leur place les corps jaunes vides ou remplis de sérosité, mais toujours caractérisés par la présence d'une fente sanglante qui est la trace de l'échappement de l'œuf.

Quant aux œufs, on les retrouve, soit dans la cavité utérine, soit dans les trompes, où ils échappent fréquemment par leur petitesse, à l'œil de l'observateur. Ils vont toujours en s'accroissant, à mesure qu'ils traversent les trompes pour se rendre dans la cavité utérine, et ce qui prouve leur accroissement successif, c'est que les plus gros sont toujours les plus éloignés de l'ovaire.

M. Coste a cherché à se rendre compte des phénomènes qui se passent dans le premier instant de la transformation de l'œuf en germe. Nous avons dit qu'il avait signalé le premier, et selon l'Académie des sciences, l'un des premiers, l'existence de la vésicule de Purkinje dans l'œuf des Mammifères. Voici maintenant comment il conçoit ses changemens immédiats.

Après la conception, dit-il, la vésicule de Purkinje se dissout, l'œuf alors offre l'aspect d'une vésicule cristalline, parfaitement homogène. Le jaune s'est condensé et a formé une membrane intérieure analogue à celle qu'on a appelée blastoderme (βλαστός, germe, δέρμα, peau) chez les oiseaux, et l'espace intérieur qu'occupait le jaune est maintenant rempli par un liquide transparent. Ainsi au premier abord l'œuf ne paraîtrait composé que de deux parties, savoir d'une membrane unique et d'un liquide transparent. Mais il n'en est pas ainsi, selon M. Coste; car, en plongeant l'œuf dans l'eau, la membrane s'imbibe, et de ses parois internes on voit peu à peu se décoller une seconde vésicule intérieure qui se montre d'abord ridée et plissée en tous sens, mais qui, s'imbibant à son tour comme la première, prend une forme tout-à-fait sphérique et parfaitement circonscrite. Il y a donc une vésicule dans une vésicule ; et l'œuf à son arrivée dans l'utérus n'est pas composé, comme on pourrait le croire d'abord, d'une seule vésicule, mais de deux.

De ces deux vésicules la plus externe est la membrane vitelline, celle qui enveloppait le jaune, celle qui était en contact avec la paroi interne de la cellule de l'ovaire de laquelle l'œuf est sorti. Mais la seconde, celle qui a succédé à la rupture de la vésicule de Purkinje, et dont M. Coste attribue la formation à la condensation du jaune, quelle est sa signification ? M. Coste raisonne de la manière suivante touchant cette seconde vésicule :

« Quant à celle dont l'endosmose (l'imbibition), dit-il, nous a dévoilé l'existence, et dont l'œuf pris dans l'ovaire n'offrait aucune trace, si l'on étudie sa composition, on voit qu'elle résulte de la condensation des granules du vitellus ; en outre, elle renferme dans sa cavité un liquide transparent qui occupe, comme nous l'avons dit, la place qu'occupait celui-ci (le vitellus). Or, tout porte à croire que cette vésicule ne préexistait pas dans l'œuf, mais qu'elle a dû être formée après la conception, c'est-à-dire après la rupture de la petite bulle que nous avons dit être l'analogue de la vésicule de Purkinje. »

Après avoir établi ce point et fait un rapprochement entre cette vésicule et le blastoderme des oiseaux, M. Coste n'hésite pas à désigner cette vésicule sous le nom de *vésicule blastodermique ;* car, dit-il, elle a pour nous la même valeur que le blastoderme de l'œuf des oiseaux, puisqu'elle est le siége des mêmes phénomènes, et puisqu'enfin elle résulte des mêmes causes. Mais, selon

M. Coste, la vésicule blastodermique n'est pas formée d'une seule couche ; elle en contient trois ,
une couche interne, une couche externe et un
feuillet accessoire enveloppant la couche externe.
Il est vrai que l'observation directe ne peut
pas démontrer , dit - il , cette stratification ;
mais les développemens successifs de l'œuf prouvent l'existence de ces trois feuillets. Et en effet,
c'est à l'aide de ces trois feuillets que M. Coste
explique le développement de l'embryon. Avec la
couche externe il fait la peau de l'embryon , avec
l'interne il fait son intestin. J'ai cherché vainement à quoi lui servait le feuillet accessoire. Puisque M. Coste l'a admis *à priori* comme les deux
autres, il faut pourtant bien qu'il lui soit utile à
quelque chose. Nous n'entrerons pas dans les détails de cette théorie, qui ne nous paraît pas avoir
fait grande sensation parmi les savans qui s'occupent de l'embryologie ; si même on s'en rapportait
exclusivement au rapport de M. Dutrochet dont
j'ai déjà fait connaître une partie, il y aurait dans
l'explication de M. Coste plus d'hypothèses que de
faits démontrés. Voici en effet ce que dit le Rapport : « M. Coste décide avec assurance que la vésicule blastodermique, laquelle devient plus tard
la poche qui constitue la vésicule ombilicale , et
qui est, comme on sait, un appendice de l'intestin,
est formée de toutes pièces par la condensation de
la matière que contient l'ovule (l'œuf) , matière
qui est l'analogue de celle que renferme le vitellus
de l'oiseau. Nous ne nous arrêterons pas , comme
on peut le penser, à l'examen de cette hypothèse ;
elle tient à une théorie générale de la formation
de l'embryon que MM. Delpech et Coste ont pu-
bliée précédemment , théorie dans laquelle ils

constituent l'embryon de toutes pièces avec des matériaux tout préparés et qui n'ont besoin que d'être mis en place. Ces matériaux sont ceux qui constituent la matière du vitellus. L'idée de former la membrane blastodermique de l'ovule (œuf) ou, ce qui est la même chose, la vésicule ombilicale du fœtus, par une condensation de la matière contenue dans l'ovule, a été depuis introduite par M. Coste dans son Mémoire imprimé sur l'Ovologie du Lapin; nous ne l'avons point aperçu dans son Mémoire manuscrit sur lequel nous avons précédemment fait à l'Académie un rapport approbatif; nous n'aurions pas manqué d'exprimer dans notre rapport que cette théorie tout hypothétique demeurait étrangère à notre approbation, qui ne portait et ne devait porter que sur des faits tout-à-fait démontrés. A l'occasion de ce débordement d'opinions hasardées, nous ferons observer que l'on peut se permettre de les donner au public, mais qu'on devrait s'abstenir de les présenter à un corps savant, grave et sévère, conservateur des bonnes doctrines; on ne devrait jamais oublier cette maxime que les opinions des hommes, même les plus éminens, ne sont rien, qu'elles sont de nulle valeur pour la science, qui ne se compose pas de ce que l'on *croit*, mais seulement de ce que l'on *sait*, c'est-à-dire de ce qui est démontré d'une manière tellement irréfragable que cela doit entraîner la soumission de toutes les intelligences, même des plus récalcitrantes. Tout le reste n'est que jeu de l'esprit ou simple croyance. Le véritable naturaliste et spécialement celui qui travaille à se fonder une réputation, doit éviter soigneusement de s'égarer dans ces hautes spéculations qui sont, en quelque sorte le grand œuvre de la science. Les jeunes observateurs , emportés souvent par la fougue de leur imagination , saisissent avidement les faits les plus équivoques , lorsqu'ils semblent confirmer leurs idées favorites ; ils les proclament sans hésiter comme des faits irrécusables et démonstratifs , tandis que l'observateur froid et impartial n'y voit que matière de doute ou même certitude de la profondeur de ce que nous ignorons. » (Académie des sciences , rapp. cité.)

Ce langage est sévère , surtout dans la bouche de M. Dutrochet , qui , pendant le cours de sa vie scientifique, ne s'est guère épargné les hypothèses et les spéculations. Témoin l'idée qu'il eut un jour de faire de la matière organisée et vivante avec du blanc d'œuf et de l'électricité. Assurément cette prétention n'était pas moins exorbitante que celle de MM. Coste et Delpech , quand ils articulaient dans leur premier mémoire que l'organisation de l'embryon et la fécondation elle-même étaient réellement le résultat d'une commotion électrique dont les agens seraient le père et la mère qui , dans l'acte générateur, rempliraient le rôle d'une vraie pile de Volta (1). Il est vrai que

(1) « Les parens doivent être considérés comme les élémens producteurs de l'électricité , comme les élémens d'une pile ; la liqueur séminale, comme l'intermédiaire humide ; les parties sexuelles, comme les extrémités d'un arc ; l'œuf comme le point de concours que forme cet arc. Un courant électrique s'établit ; il passe par la cicatricule qu'il aimante en même temps qu'il dépose sur elle des globules masculins ; globules qui, désormais placés au plus près possible du foyer d'attraction, doivent nécessairement être les premiers appelés , et entrer, pour leur part, dans la formation du système cérébrospinal qui se place dans l'axe du corps magnétisé. Voilà donc la condition de ressemblance satisfaite. Quant à la possibilité d'aimanter un corps par un courant électrique , et de transporter, à la faveur de ce même courant, des globules d'un

M. Dutrochet, dans une réimpression de ses mémoires, a fait main basse sur beaucoup d'idées
qu'il avait ainsi émises prématurément et sans s'ê-
tre bien assuré de leur réalité. Mais cette rétracta-
tion, qu'il a jugée nécessaire, devait, ce nous
semble, le disposer à un peu plus d'indulgence à
l'égard des jeunes auteurs. Entre l'approbation et
le blâme, il y a toujours un terme moyen qui est
le silence. Une trop grande rigueur entraîne le dé-
couragement; et, en vérité, le chemin que par-
courent les poursuivans de la science n'est pas
toujours assez fleuri pour qu'on ne doive pas crain-
dre de rebuter ceux qui semblent se dévouer à ses
progrès.

Mais nous avons encore une réflexion à faire
touchant le même passage de ce rapport. M. Dutrochet dit avec raison que la science se compose de ce qu'on sait. Je ne m'oppose pas, en

point dans un autre, personne ne saurait la contester; car
tout le monde sait qu'il suffit de placer, par exemple, une ai-
guille dans l'axe d'un courant en hélice pour que cette ai-
guille s'aimante; qu'il suffit, par exemple, de soumettre du
nitrate de mercure à l'influence d'une pile pour qu'il soit
possible de suivre avec un microscope les globules de mercure se dirigeant vers un des pôles en passant par un conduc-
teur humide. Notre théorie remplit donc, comme on vient de
le voir, toutes les conditions; nous croyons qu'elle mérite
donc d'être sanctionnée, car les physiciens en proposent
chaque jour de moins fondées, en apparence, pour faire
comprendre certains faits compliqués. La nôtre a, du moins,
l'avantage de faire concevoir l'extrême facilité de la conception, malgré la complication de structure des parties génitales femelles, qui, dans quelques espèces, semblent avoir été
faites pour rendre la reproduction impossible; elle a l'avantage de faire rentrer dans la loi générale des phénomènes
qu'on a voulu lui soustraire, de réduire à un problème de physique d'une solution facile un acte qu'on avait qualifié, jusqu'ici de mystère impénétrable. » (Coste et Delpech, Mémoire
sur l'Embryologie, Annales des Sciences naturelles.)

général, aux jeux de mots ; je ne conteste même
point leur mérite quand l'auteur y tient ; et M. Dutrochet me paraît y tenir : car il a souligné les
mots correspondans. Mais en fait, c'est la science
accomplie qui se compose de ce qu'on sait, et
non pas la science qui progresse ; or il y a deux
manières de poursuivre le progrès dans les sciences, la voie analytique ou *à posteriori*, qui consiste à étudier les faits isolés pour en tirer des
conséquences générales, et la voie synthétique ou
à priori, qui s'empare de tous les faits connus et
les rapporte à un système préconçu, qui quelquefois est une erreur, comme les tourbillons de Des-
cartes ; qui, d'autres fois aussi, est la vérité, et une
grande vérité comme les lois de Kepler. Il ne
faut donc pas jeter un blâme trop absolu sur la
synthèse scientifique ; il faut signaler prudem-
ment l'écueil où elle peut entraîner quand on la
transporte dans le monde intellectuel, en l'isolant
tout-à-fait du monde physique ; il faut bien établir que la synthèse doit avoir pour unique but
d'expliquer des faits mal compris ou mal inter-
prétés ; mais il ne faut jamais perdre de vue que
l'esprit humain doit à cette méthode ses progrès
les plus étonnans et les moins contestés. Quand
le savant combine des résultats isolés pour les lier
à une idée plus générale, et, pour embrasser un
plus grand nombre de faits, il lui arrive souvent
de ne rencontrer que des hypothèses probables
qui peuvent rester long-temps à l'état de probabilité, qui peuvent même ne se transformer jamais
en certitude. Je demanderai à M. Dutrochet ce
qui resterait aux sciences s'il fallait en retrancher
toutes les notions qui reposent uniquement sur
des probabilités.... Non ; le véritable butin du sa-

vant se compose à la fois de ce qu'il sait et de ce qu'il cherche à apprendre ; car c'est déjà une acquisition pour la science que la vue anticipée d'une vérité non encore établie par l'expérience et par les faits.

Nous aurions bien aussi quelque chose à dire touchant la distinction que le savant rapporteur a établie entre les idées qu'on peut émettre en face du public, et celles qu'on doit présenter au jugement d'une académie ; n'est-ce donc pas toujours un même public qui juge en dernier ressort les unes et les autres, et qui juge aussi sans appel les savans académiciens eux-mêmes ? Mais nous passons sur cette assertion, d'autant plus hasardée qu'elle tend à faire croire qu'il n'y a point de savans dans le public et que tous les savans sont dans l'Académie. M. Dutrochet sait fort bien que la seule différence qu'on pourrait établir entre les savans qui sont dans le public et les savans de l'Académie, c'est qu'à la fin du mois les uns émargent et que les autres n'émargent pas. Mais tout ce que nous aurions à dire là-dessus pourrait bien n'être pas considéré comme scientifique, et c'est pour cela que nous terminons ici le débat.

Art. IV. *Développement de l'embryon.* Nous avons vu comment l'œuf abandonnait l'ovaire ; comment il était saisi par les trompes et amené au lieu où il doit se développer. Nous avons dit sa composition et quelles modifications l'acte générateur provoquait dans ses élémens constitutifs. Il nous reste maintenant à faire connaître ce que la science possède concernant le développement de l'embryon. Cette partie de notre travail eût été plus convenablement placée au mot EMBRYOLOGIE. Mais l'article n'a point été traité, et une semblable omission autorise et nécessite même les détails qu'il nous reste à exposer.

Embryon humain. L'embryon mammifère étant destiné à se développer dans le sein de sa mère, il fallait qu'après avoir quitté l'ovaire, il restât emprisonné par quelque moyen dans le lieu fixé par la nature pour son entier accroissement. Ce moyen, c'est le *placenta.*

La membrane externe de l'œuf, généralement connue sous le nom de Vitelline, et que les anatomistes ont nommée Chorion, est pourvue, dans les Mammifères, de villosités nombreuses. C'est à l'aide de ces villosités que l'œuf contracte des adhérences avec l'utérus. Elles s'agglomèrent, s'entassent et s'insinuent dans des sillons qui se forment à la surface interne de l'utérus, au point de contact, et elles finissent par constituer cette espèce de gâteau qu'on a nommé *Placenta.* Lorsqu'il a acquis tout son développement le placenta est mince sur les bords; il a dans son centre une épaisseur de douze à quinze lignes, et son diamètre est de sept à huit pouces. Sa substance est assez semblable à une éponge; c'est un lacis de vaisseaux dont les troncs se réunissent pour former le cordon ombilical auquel l'embryon est attaché.

L'œuf ainsi fixé, comment se comporte-t-il dans l'utérus. Son premier soin est de s'y revêtir d'une nouvelle membrane, de la membrane caduque, qui, par sa position comme par son origine, est évidemment l'analogue de la coque de l'œuf des oiseaux. Voici comment M. Velpeau en a expliqué la formation dans son Embryologie, ouvrage qui se distingue par beaucoup de méthode, une lucidité parfaite, et une grande érudition.

Tout rapprochement fécond a pour premier effet de déterminer dans l'utérus une excitation spécifique qui donne lieu à l'exhalation immédiate d'une matière coagulable. Cette matière se concrète et se transforme en une ampoule dont la face externe, est en contact immédiat avec toute la surface de la cavité utérine. Il résulte de là que, quand l'œuf arrive, il trouve cette cavité occupée, et en quelque sorte bouchée. Il y pénètre cependant et vient y établir son domicile pour neuf mois ; et, à cet effet, il pèse sur le point de la membrane auquel il correspond à l'orifice de la trompe par laquelle il arrive ; il l'enfonce peu à peu et finit par s'en coiffer comme d'un bonnet de coton ; ce même bonnet de coton, bouchant l'orifice du col de l'utérus comme il bouchait l'orifice de chaque trompe, empêche en même temps l'œuf de se perdre en tombant, par cet orifice, dans le vagin, et en s'exposant ainsi à être expulsé avec les mucosités de cet organe. Cependant il s'est fait derrière l'œuf, à l'endroit de la matrice dépouillé par lui, une nouvelle sécrétion, qui sert à le recouvrir et à l'enfermer complétement. C'est cette nouvelle sécrétion que M. Velpeau a nommée caduque secondine.

L'importance de la membrane caduque, qui, comme on vient de le voir, n'appartient pas à l'œuf, puisqu'elle lui est fournie par la matrice, n'est donc relative qu'aux premiers temps de l'arrivée de l'œuf ; et son action devient de moins en moins nécessaire, aussitôt que celui-ci a contracté des adhérences et s'est fixé à l'un des points de l'utérus.

Il n'en est pas de même de la membrane suivante qui a reçu le nom de *Chorion.* L'œuf apporte celle-ci avec lui dans la matrice. La face interne de cette membrane qui se moule sur l'œuf est lisse ; mais sa face externe, celle qui est en rapport avec la cavité de l'utérus, déjà tapissée en plusieurs points par la membrane caduque, est villeuse et parsemée d'un duvet plus ou moins serré. Les villosités ou filamens qu'elle porte s'allongent, se couvrent de granulations inégales, et finissent par s'implanter, par prendre racine dans le tissu même de l'utérus. Il s'y organise des vaisseaux qui deviendront plus tard la véritable source de la nutrition du fœtus.

Enfin il existe une troisième membrane qui est la plus interne des tuniques de l'œuf, celle qui enveloppe immédiatement l'embryon : cette membrane est l'*Amnios*. Dans les premiers temps de l'arrivée de l'œuf dans l'utérus, l'amnios est séparé du chorion par un intervalle plus ou moins considérable, mais qui va toujours en diminuant au fur et à mesure que l'accroissement se fait. Selon M. Velpeau, la disparition complète de l'intervalle de séparation ne se termine guère avant la fin du troisième ou quatrième mois. L'amnios se réfléchit sur le cordon ombilical, qui tient d'un côté au placenta, de l'autre au fœtus ; il l'enveloppe et vient se terminer à la face antérieure du bas-ventre, où il se continue avec la portion saillante de la peau de cette région qui forme l'ombilic. M. Velpeau admet cependant à cet égard la distinction suivante.

« Dans le premier mois, dit-il, l'amnios n'a de rapport qu'avec le cordon ombilical, qui semble perforer cette membrane, pour aller, au devant de la colonne vertébrale du fœtus, qui est déjà formée, se perdre dans quelques-uns des viscères abdominaux. Plus tard, lorsque les parois du bas-ventre sont complétées, l'amnios s'unit assez intimement avec la couche épidermique de l'embryon pour qu'il soit difficile de ne pas admettre une véritable continuité entre ces deux lames. (Velpeau, Embryologie.)

L'amnios renferme un liquide qui est limpide et transparent dans les premiers temps de la grossesse ; sur la fin il devient trouble et floconneux. La quantité de ce liquide est relative aux diverses époques de la grossesse ; elle augmente d'abord pour diminuer ensuite, de façon qu'au milieu de la gestation, le poids du liquide amniotique fait à peu près équilibre au poids du fœtus. Meckel pense que les eaux de l'amnios servent à la nutrition du fœtus, qui se ferait alors par absorption cutanée. On invoque pour preuve, des observations de fœtus venus au monde avec la bouche close et un cordon ombilical tout-à-fait séparé du placenta, fermé et arrondi à son extrémité libre. Mais ce mode de nutrition, s'il est constant, n'est utile que dans les premiers temps ; plus tard, les eaux de l'amnios ont pour objet de garantir le fœtus de toute commotion ou compression ; elles entretiennent la matrice dans son état normal de distension ; elles établissent une connexion plus intime entre l'œuf et la matrice ; enfin elles modèrent, surtout dans les derniers temps, la pression du fœtus sur l'organe utérin.

Au milieu de l'espace que nous avons dit exister entre le chorion et l'amnios dans les premiers temps de l'arrivée de l'œuf dans la matrice, se trouve une vésicule qui porte le nom de *vésicule ombilicale*. Cette vésicule est d'autant plus grande, proportion gardée, que le fœtus est moins avancé.

Elle contient une matière liquide, d'un jaune pâle très-prononcé, opaque, ayant la consistance d'une émulsion un peu épaisse et différente sous tous les rapports, des autres fluides de l'organisme. Cette vésicule remplit évidemment, à l'égard de l'embryon des Mammifères, un rôle analogue à celui du jaune relativement à l'embryon des oiseaux; elle lui sert de nourriture, comme le jaune au poulet; seulement elle disparaît chez l'un bien plus tôt que chez l'autre. L'embryon de l'oiseau, comme nous l'avons déjà dit, se développant en dehors de la mère, et d'une manière isolée, avait besoin d'une provision de fluides nourriciers assez abondante pour fournir à son complet développement dans l'œuf; c'est pourquoi son jaune ou sa vésicule ombilicale est si développée. L'embryon des Mammifères se trouvait dans une situation différente. En effet, l'œuf qui la contient n'est libre que pendant un très-court espace de temps; il se fixe bientôt, et des vaisseaux se forment au lieu où il s'est attaché, qui remplissent à son égard toutes les nécessités de la nutrition. Il ne lui fallait donc de provisions que pour l'intervalle de temps qui s'écoule entre son départ de l'ovaire et la formation du placenta. Voilà pourquoi la vésicule-ombilicale est si petite, et pourquoi aussi elle disparaît si promptement.

La vésicule ombilicale, chez l'homme, tient au fœtus par un pédicule qui se continue avec le tube intestinal. Après le premier mois, ce pédicule s'allonge : celle de ses extrémités qui va au fœtus se perd dans le cordon et ne peut plus être suivie jusque dans le ventre. Ce pédicule reste creux jusqu'au trentième jour environ, et c'est par son canal que le liquide de la vésicule passe au fœtus.

Après cinq semaines, ce canal est oblitéré ; son oblitération, d'ailleurs, semble suivre les progrès de la formation du cordon ombilical.

« Quoique la vésicule ombilicale doive exister certainement, dit Carus, chez tous les Mammifères, cependant elle s'oblitère de très-bonne heure chez la plupart d'entre eux, comme dans l'homme, ou du moins elle ne tarde guère à se convertir en membrane vasculaire. Ce dernier effet a lieu en particulier chez les Rongeurs, où cependant je trouve encore, dans des œufs assez développés, les vaisseaux omphalo-mésentériques réunis sous la forme d'un cordon à part des vaisseaux ombilicaux. Elle disparaît aussi de bonne heure chez les Ruminans. Je la trouve également très-chiffonnée et fort petite dans le fœtus de Cavale vers le milieu de la gestation. Au contraire, chez plusieurs Carnivores, tels surtout que les Chéiroptères, les Chattes et les Chiennes, elle demeure très-apparente pendant toute la durée de la gestation. Dans la Chienne, sa longueur égale à peu près celle du fœtus ; elle est plus longue au début de la portée, et plus courte vers la fin ; sa forme est oblongue, et on la trouve étendue à l'endroit où les vaisseaux ombilicaux se prolongent dans les membranes. Ici comme dans le fœtus de Cheval, et partout sans doute, elle est lâchement entourée par une duplicature du chorion, et elle tient à cette membrane par deux bouts, à peu près comme le jaune est maintenu par les chalazes. Dans le Cheval, elle suit la direction du cordon ombilical. » (Carus, Anatomie comparée.)

Nous dirons plus loin comment il faut entendre avec M. Dumas la formation de l'allantoïde des oiseaux, qui, dans cette classe, remplit comme la respiration des animaux parfaits une fonction relative à l'oxygénation du sang. Voici comment s'explique encore Carus touchant cet organe chez les Mammifères :

« On a donné, dit l'anatomiste allemand, le nom de chorion à l'allantoïde des Oiseaux et des Reptiles. Mais ces deux membranes sont toujours entièrement différentes, et l'allantoïde de l'Oiseau ne ressemble au chorion des Mammifères que par ses vaisseaux. L'allantoïde est toujours un sac clos de toutes parts, qui s'élève de l'ouraque, qui ne contient que du liquide dans son intérieur, et qui se place entre l'amnios et le chorion. Le chorion, au contraire, est l'enveloppe tout-à-fait extérieure de l'œuf, qui renferme dans sa cavité l'amnios, l'allantoïde, la vésicule ombilicale et le fœtus, de même que la coquille d'une noix contient l'amande.

« Chez les Mammifères il ne pénètre ni eau ni air du dehors dans l'œuf, et le fœtus est obligé d'accomplir, par ses réactions avec le corps maternel, la fonction respiratoire, c'est-à-dire l'élimination de substances combustibles, qui même a lieu plutôt sous la forme d'excrétion que sous celle d'expiration. Cette fonction se trouve donc transportée au chorion ou au placenta; de là vient que l'allantoïde est dépourvue de vaisseaux; car les vaisseaux ombilicaux qui sortent à sa base se répandent dans le chorion, comme aussi, d'après les observations d'Emmert, les vaisseaux eux-mêmes de la vésicule ombilicale s'abouchent avec ceux du chorion, ce qui n'a jamais lieu dans l'œuf d'Oiseau ou de Saurien. L'allantoïde elle-même s'efface peu à peu de plus en plus, jusqu'à ce qu'enfin, chez l'homme, on ne puisse plus la dé-

montrer comme organe à part, et il n'est pas rare
non plus que sa cavité, l'espace entre le chorion
et l'amnios, disparaisse complétement par l'effet
d'adhérences, avant la maturité du fruit. » (*Ibid.*)

 Développement de l'embryon des Oiseaux. La facilité que l'on a de se procurer des œufs d'oiseau
a beaucoup multiplié les observations de ce genre.
Mais les meilleures, les plus exactes et les plus
complètes sont encore celles de MM. Prevost et
Dumas, qu'on trouve exposées dans les Annales des
sciences naturelles. Nous en extrairons rapidement
les détails suivans.

 Ce n'est qu'après vingt-quatre heures d'incubation que les vertèbres du Poulet commencent à
faire paraître leurs rudimens qui se manifestent
sous forme de trois points arrondis plus consistans
dont on voit plus tard le nombre s'accroître avec
rapidité.

 Vers la trentième heure, un réseau vasculaire
commence à s'établir sur la cicatricule. Le sang
part à droite et à gauche du Poulet, se divise dans
un lacis de capillaires, puis arrive dans un vaisseau général qui le ramène en haut ou le dirige en
bas; de là il revient au cœur. (Nous reviendrons
plus loin sur cette circonstance et nous compare-
rons l'opinion de MM. Prevost et Dumas avec celle
que nous avons consignée dans notre Histoire de
la génération, et qui a été formulée sur les observations de notre collaborateur et ami M. Martin
Saint-Ange.)

 Rien de nouveau, continue M. Dumas, ne se
montre jusqu'à la quarante-cinquième ou quarante-
sixième heure ; mais, à cette époque, on aperçoit
vers la région abdominale du Poulet une petite
vésicule membraneuse et transparente. Cette vé-

sicule, d'abord de la grosseur d'une tête d'épingle, se développe rapidement, s'étale, en commençant à la partie supérieure du jaune, et finit plus tard par envahir toute la surface interne de la coquille contre laquelle elle se trouve appliquée. La portion de la vésicule qui est en contact avec la coquille est abondamment fournie de vaisseaux, et le cours ainsi que la nature du sang démontrent que le sang qui s'y rend est veineux et que celui qui en revient est artériel. Cette vésicule est l'analogue de l'allantoïde des Mammifères.

L'amnios des Mammifères a aussi son analogue dans l'œuf du Poulet; cette seconde membrane est due à un repli de la cicatricule qui enveloppe le Poulet après avoir formé la cavité abdominale. C'est à Pander que l'on doit la première étude des modifications que cette lame éprouve.

On voit donc, dit M. Dumas en se résumant, que, dans le développement du Poulet, il y a trois époques bien distinctes. Dans la première, il n'y a pas encore de sang; dans la seconde, la circulation se porte principalement sur la cicatricule; dans la troisième, les vaisseaux de la cicatricule perdent de leur importance ou changent de fonction, et la circulation se dirige sur l'allantoïde. Ce terme atteint, l'œuf n'offre plus de nouvelles modifications, le Poulet se développe peu à peu, le jaune se trouve enclavé dans l'abdomen, lorsque celui-ci se ferme, et le jeune animal perce sa coquille.

L'œuf pris dans l'oviducte est entièrement plein. Aussitôt qu'il est exposé à l'air libre, une portion de ses liquides s'évapore, et il se fait dans la coquille un vide proportionnel. La membrane intérieure qui recouvre le blanc se sépare de la coque à l'un des bouts, entraînée par le blanc qui diminue de volume. Une cavité plus ou moins forte s'établit dans ce point, et l'étendue de cette cavité indique assez bien la durée du séjour de l'œuf dans l'air, c'est-à-dire le plus ou moins de temps qui s'est écoulé depuis qu'il a été pondu.

Le même vide se forme par l'acte de l'incubation; l'air pénètre alors également dans l'œuf, mais c'est pour y perdre son oxygène. Cependant la présence de l'air ne serait pas tout-à-fait indispensable dans les premiers temps de l'incubation, car, M. Geoffroy Saint-Hilaire ayant lié l'oviducte d'une Poule prête à pondre, l'œuf a été couvé dans cet organe et il s'est développé jusqu'à un certain point. M. Dumas affirme que cette incubation intérieure et à l'abri du contact de l'air extérieur n'a amené l'œuf qu'au degré de développement qu'il acquiert pendant les quinze premières heures. Au-delà de ce terme, dit-il, la présence de l'air paraît indispensable; du moins les œufs, quoique couvés plus long-temps dans le corps de la Poule, se sont là arrêtés vers cette époque. Remarquons à cet égard, ajouté-t-il, que le jaune paraît en effet indifféremment flottant jusqu'à la douzième ou à la quinzième heure, et que ce n'est qu'à cette époque qu'il prend une situation, exigée évidemment par la nécessité de se mettre en rapport direct avec l'air extérieur.

Dans les heures suivantes, il n'en est plus de même, et la physiologie aussi bien que la chimie montrent dans l'œuf tous les signes d'une respiration active et continue. En effet, à mesure qu'il se forme sous la cicatricule un dépôt de liquide, cette partie de l'œuf acquiert une densité moindre que celle du restant du jaune et tend toujours à se placer en haut. La densité de l'ensemble du jaune devient bientôt, par suite de la même cause, moindre que la densité du blanc, et dans quelque position que l'œuf soit placé, le jaune s'élève, s'applique contre la paroi interne de la coque ; et la partie occupée par le Poulet est toujours celle qui se présente immédiatement au contact de la coque. Les vaisseaux du jaune se trouvent ainsi placés sous l'influence de l'air extérieur. Mais plus tard ce mécanisme devient moins utile ; la vésicule allantoïde ayant envahi toute la surface interne de l'œuf, elle fait fonction de poumon. La simplicité du but et celle des moyens se font également remarquer dans ce mécanisme. Tant que le Poulet n'a pas besoin d'air, le jaune qui le porte flotte à l'aventure ; dès que ce besoin se fait sentir, une légère diminution de densité porte le jaune vers cet air qui lui est nécessaire, et l'emploi de ce moyen cesse lorsque le Poulet plus développé a pu envoyer des vaisseaux dans toutes les parties de son étroite prison qui reçoivent le contact de l'atmosphère.

L'analyse chimique de l'air contenu dans la cavité de la coquille met hors de doute cette vérité. Il y a d'abord de l'air pur ; mais à mesure que l'incubation fait des progrès, cet air perd plus rapidement son oxygène et se trouve remplacé par de l'acide carbonique qui est d'autant plus abondant que l'on se rapproche davantage de l'époque où le Poulet doit éclore. Le Poulet respire donc dans l'œuf au moyen de l'air qui se tamise au travers de la coquille et qui arrive au contact des membranes vasculaires de l'animal. (Dumas.)

Revenons maintenant sur la seconde période, dans laquelle la circulation se porte sur la cicatricule, période qui, comme nous l'avons dit, a été étudiée dans tous ses détails par M. Martin Saint-Ange. Lorsqu'on examine la cicatricule à l'œil nu, elle paraît alors de la grandeur d'une lentille ; elle est d'une couleur blanchâtre et très-apparente sur le jaune. Si on la met sous le microscope, on voit qu'elle est composée de globules demi-transparens qui règnent autour d'un endroit qui occupe le centre, lequel endroit est d'un blanc plus sale que tout le reste.

Après seize heures d'incubation, la cicatricule est plus apparente, sa figure est plus allongée, les globules s'en écartent davantage, et viennent se réunir par masses vers la circonférence, qui devient par cela même plus opaque. Dans cet éloignement, les globules se réunissent les uns aux autres pour former des globules plus gros, et même des tubes plus ou moins allongés ; ces tubes sont évidemment le résultat d'un certain nombre de globules qui se réunissent bout à bout.

Après vingt-six heures, la cicatricule est encore plus isolée des globules ; ceux-ci, en continuant à se réunir par masses, forment dans l'intérieur de la cicatricule des paquets isolés qu'on a appelés îles de Wolff. Alors on commence à voir paraître à la circonférence une sorte de vaisseau, dans lequel, à la vérité, on n'aperçoit encore aucun mouvement de liquide. Le vaisseau n'achève pas le cercle, en ce sens qu'il a un commencement et une fin qui ne se joignent pas (1).

Après soixante-douze heures d'incubation, les

---

(1) Tous ces détails et ceux qui suivent ont été figurés dans notre histoire de la génération, et font la matière principale de la planche XII. *Voyez* aussi Atlas du Dict. pitt., pl. 441.

deux bouts de ce même vaisseau, auquel M. Serres a donné le nom de veine primogéniale , au lieu de s'aboucher l'un dans l'autre , s'infléchissent vers l'intérieur du cercle et marchent à la rencontre du point central qui a pris maintenant un développement plus grand. Cependant les îles de Wolff ont acquis une forme plus déterminée ; les globules ont continué à s'aboucher et à se confondre pour former de véritables tubes vasculaires ; ces tubes figurent assez bien un lacis de vaisseaux dont les troncs, au nombre de six principax , paraissent se diriger vers la partie centrale , tandis que les racines vont se perdre dans la veine primogéniale.

Mais voici le phénomène le plus curieux de l'incubation. Jusqu'à présent la partie centrale s'est présentée sous l'apparence d'un ovale plus ou moins allongé , et revêtant un aspect d'un blanc de plus en plus sale et foncé ; maintenant on peut y distinguer les premiers linéamens de l'embryon ; celui-ci ne paraît pas vivre encore par lui-même, c'est plutôt une image formée par un arrangement, selon un dessin déterminé , des molécules qui composaient la cicatricule ; car il n'y a pas encore de circulation proprement dite , il n'y a pas apparence d'apport de molécules intérieures ; en un mot, il n'y a pas d'assimilation. Vous avez donc sous les yeux les rudimens d'un individu nouveau. Ces rudimens consistent en une tête plus grosse que le reste , marquée par l'œil et fortement recourbée sur le corps , dont on ne voit que la colonne vertébrale allongée , les membres n'étant point encore indiqués. Cependant les deux extrémités de la veine primogéniale avancent de plus en plus vers le centre ; bientôt ils ont atteint le dessin du poulet.

Quant aux six troncs principaux que nous avons signalés, deux présentent un courant qui se dirige vers l'embryon, tandis que dans les quatre autres le courant va du centre à la circonférence. Tout à coup ce mode de circulation change : la rencontre des troncs avec la veine primogéniale se fait aux environs de la place que doit occuper le cœur. Il semble que cette rencontre occasione un choc dans les molécules circulantes, lequel choc, arrêtant brusquement le fluide qui arrive des deux côtés, lui fait rebrousser chemin et le force à refluer vers les troncs ombilicaux. Dès ce moment, l'embryon n'est plus une image, c'est un individu nouveau qui vivra de sa propre vie en assimilant à sa substance les molécules extérieures ; car l'impulsion qui vient de se faire dans la marche du fluide circulant des canaux qui lui étaient jusqu'alors étrangers, est pour lui l'impulsion vitale; toute circulation se fera désormais à son profit et ne cessera qu'à sa mort : le cœur est formé par le fait seul de cette rencontre. Les troncs en s'abouchant avec la veine primogéniale, après l'avoir croisée, déterminent un enroulement qui est la première forme du cœur. Il n'y a que les quatre troncs inférieurs qui concourent à ce résultat ; l'observation démontre en effet que les deux troncs supérieurs ne servent en rien au mode nouveau de circulation, puisque, vingt-quatre heures après, ils ont disparu en même temps que la veine primogéniale, dont il ne reste de traces que par les ramifications des quatre vaisseaux permanens. Ces derniers vaisseaux vont maintenant servir de lien entre le nouvel individu et le jaune qui est destiné à lui fournir un aliment jusqu'à son entier développement dans la coquille.

Arrivé à ce point, l'embryon est apercevable à l'œil nu.

Tels sont les phénomènes principaux de la formation première de l'embryon. Maintenant, pour concevoir l'enroulement du cœur, dont les mouvemens seront désormais en lui un principe de vie, il faut admettre, ce nous semble, que les quatre troncs vasculaires dont nous venons de parler commencent par se joindre et se confondre deux par deux ; qu'ils marchent à la rencontre des deux bouts de la veine primogéniale ; qu'ils croisent les deux bouts et qu'ils ne s'abouchent avec eux qu'après le croisement et en revenant les uns sur les autres pour décrire un cercle complet.

Nous avons dit que les deux troncs supérieurs disparaissaient les premiers avec la veine primogéniale ; il faut croire que les molécules qui les composaient ont formé les premiers élémens de la nutrition de l'embryon. Cette nutrition se continue ensuite aux dépens des molécules qui composent l'albumen et le jaune ; le poulet se les assimile peu à peu, jusqu'à ce que finalement, tout étant épuisé, il lui soit devenu indispensable de sortir de sa coquille pour aller demander au monde extérieur la subsistance commune.

Pour observer ce que nous venons de décrire, il ne faut qu'un peu de patience, de bons yeux et un microscope médiocrement grossissant.

Embryon des Reptiles. Nous ne parlons de cet embryon que pour rendre compte d'une observation très-judicieuse faite par M. Dumas relativement à l'éclosion de l'œuf. Chez les Serpens et les Lézards, dit le savant physiologiste, l'œuf se compose à l'état parfait, comme dans les Oiseaux, d'un jaune à cicatricule, d'un blanc albumineux et d'une coque membraneuse ; mais il ne s'effectue aucun dépôt calcaire. En outre, la ponte n'a lieu que beaucoup plus tard et l'œuf éprouve toujours un commencement d'incubation et quelquefois une incubation complète comme chez les Vipères. Ce dernier phénomène ne s'offre jamais chez les Oiseaux. M. Dumas parvient à se rendre compte de cette différence en examinant la structure d'un Serpent et d'un Lézard femelle en gestation. On y voit la capacité presque entière de l'abdomen occupée par les poumons et les oviductes. Les premiers s'allongent presque jusqu'à l'anus, les seconds remontent beaucoup vers la tête. (Cette disposition est admirablement rendue dans la planche II de notre Histoire de la génération de l'Homme.) D'un autre côté, les poumons se placent en arrière, le long de la colonne vertébrale, et les oviductes en avant, le long de la face abdominale. Dans la position habituelle de l'animal, qui est toujours horizontale, les œufs sont couchés sous les poumons ; les oviductes et les poumons sont donc juxtaposés. De plus, les œufs se comportent comme ceux des poules, c'est-à-dire que le jaune se place toujours à la partie supérieure de l'œuf, et que dans le jaune lui-même la portion occupée par le fœtus est toujours la moins dense. D'où l'on voit que le fœtus se trouve en contact avec le poumon, à cela près qu'il en est séparé par la coque et l'oviducte ; mais la coque se trouverait aussi un obstacle si l'œuf était dans l'air, et quant à l'oviducte, sa dilatation le réduit à une ténuité si grande qu'il ne peut offrir aucune résistance réelle à la respiration. Les œufs peuvent donc se développer dans les animaux ainsi construits, sans le secours d'un placenta.

Embryon des Poissons. Le développement de l'œuf des Poissons offre, comme celui de quelques Batraciens qui ont été observés, une circonstance remarquable : c'est que la masse qui compose ces œufs commence ses transformations par une division d'abord simple, puis multiple au point que, au lieu de l'homogénéité qu'elle présentait d'abord, toute la contenance de l'œuf se tranforme en granules et change ainsi complétement de valeur et d'aspect. MM. Prevost et Dumas ont parfaitement constaté ce résultat dans l'œuf de la Grenouille, et Rusconi a confirmé leurs observations sur l'œuf de la Salamandre aquatique et sur celui du *Cyprinus tinca.* Il semble que la nature, en divisant ainsi et en subdivisant la substance de l'œuf en une infinité de parties, prépare par cette opération les molécules élémentaires des principaux organes de l'individu nouveau.

Cette circonstance, qui est la seule que nous signalerons du Poisson a une grande valeur en ce sens qu'elle ruine tout-à-fait la théorie de la préexistence des germes dont nous avons d'ailleurs précédemment fait sentir toute la futilité. Et en effet il n'est plus possible de concevoir qu'un individu nouveau puisse exister avec toutes ses parties, quelque petit qu'on le suppose, dans une substance qui, pour se développer, a besoin de passer par une atténuation infinie.

Embryon des Mollusques. Les Mollusques ont été généralement regardés comme des hermaphrodites vivipares. Cuvier était de cette opinion, que nous avons adoptée dans un autre ouvrage. Cependant il résulte des expériences de M. Prevost sur la Moule des peintres (*Unio pictorum*), que la génération s'accomplit, au moins dans cette espèce, par le concours de deux sexes séparés.

Si, vers l'entrée du printemps, dit M. Prevost, nous ouvrons quelques sujets de l'espèce que nous venons d'indiquer, nous sommes au premier coup d'œil frappés des différences qu'offrent les produits de leurs appareils générateurs. Tandis que chez une partie de nos Moules, l'on trouve un véritable ovaire et des œufs en abondance, les organes analogues et semblablement placés chez le reste sécrètent un liquide épais, de couleur lactée, et qui, placé sous le microscope, fourmille d'animalcules en mouvement. Ces différences si tranchées ne sont ni l'effet du hasard, ni le résultat du passage d'une certaine condition de l'ovaire à un état subséquent; les Moules qui pondent des œufs ne présentent rien de semblable au liquide dont nous parlons, et celles où l'on rencontre ce liquide ne produisent pas d'œufs.

L'appareil qui renferme les animalcules se compose de deux grosses masses placées symétriquement à droite et à gauche sur le corps de l'animal et immédiatement sous la peau. Ces lobes, très-volumineux au temps de la fécondation, perdent après cette époque la plus grande partie de leur épaisseur. Un examen attentif nous fait reconnaître que leur parenchyme consiste dans une aglomération de cellules où se dépose la sécrétion que leurs vaisseaux laissent échapper. Cette sécrétion coule ensuite au dehors par deux conduits assez courts, passablement larges, placés l'un à droite, l'autre à gauche, vers les parties supérieure et antérieure du corps de la Moule, près de l'insertion des branchies. Si, comme nous l'avons dit, l'on soumet au microscope le liquide que les canaux latéraux versent sous la plus légère pression, on

le trouve composé d'animalcules identiques entre
eux, doués de ce mouvement oscillatoire vague
qui caractérise tous les animalcules spermatiques
que nous avons observés jusqu'ici ; mais leur forme
n'est plus la même : elle consiste en deux éminen-
ces arrondies, dont l'une antérieure un peu plus
grosse, s'unit à la postérieure par un isthme étroit ;
vus avec un grossissement linéaire de trois cents,
les êtres que nous décrivons ont $1,8^m$ de longueur,
$0,8^m$ de largeur ; comme leurs analogues chez les
Vertébrés, ils sont un peu aplatis ; comme eux
encore, pour se mouvoir, ils se placent sur le tranchant ; les Acéphales ayant jusqu'ici été regardés
comme androgynes, j'ai cherché avec beaucoup
de soin si l'organe dont nous parlons ne contien-
drait pas aussi des œufs. J'ai fait cet examen avec
le docteur Mayor, heureux de profiter dans cette
circonstance, des lumières de ce savant anatomiste. Nous avons bien vu des globules mélangés
aux animalcules ; mais ils étaient en petit nombre,
ne ressemblaient point aux œufs, et leur diamètre ne dépassait pas 5^m, grossis trois cents fois.

Les ovaires forment aussi deux lobes étendus
symétriquement à droite et à gauche, immédiatement en dessous de la peau ; très-gonflés au temps
de la ponte, ils perdent, après qu'elle a eu lieu,
presque toute leur épaisseur et n'offrent plus
qu'une couche mince de tissu celluleux. Le parenchyme des ovaires participe à l'organisation générale de ce viscère, telle qu'on la rencontre partout ; il consiste en deux feuillets de tissu cellulaire très-serré, juxtaposés l'un à l'autre et adhé-
rens entre eux. Les œufs se développent entre
leurs surfaces de contact ; puis, arrivés à leur maturité, ils s'en détachent pour tomber dans des cel-

lules où ils s'entassent au nombre de vingt à trente, et s'enduisent d'un mucus qui les colle les uns aux autres. Les cellules sont formées par les plis de cette membrane qui constitue l'ovaire et qui contracte avec elle-même de nombreuses adhérences. Les œufs prêts à être pondus ont environ $0,2^m$ de diamètre. Ils consistent en un jaune flottant au milieu d'une albumine claire et fort transparente, qu'une enveloppe facile à déchirer, environne de toutes parts. Les jaunes sont aussi sphériques, leur teinte varie du jaune pâle à la couleur brique foncée. Leur substance, comme celle du même corps dans les œufs des Vertébrés, présente au microscope des gouttelettes huileuses et dēs globules jaunes de $0,5^m$ grossis trois cents fois. On ne saurait maintenant distinguer sur les jaunes la cicatricule; mais lorsque, retenus entre des feuillets de l'ovaire, ils n'ont pas encore l'opacité qu'ils prendront plus tard, on voit à leur surface un petit disque plus clair entouré d'un anneau obscur tout-à-fait semblable à la cicatricule des œufs des Vertébrés.

C'est en déchirant les parois des cellules que les œufs sont émis par deux canaux pareils en tout à ceux de l'organe qui renferme les animalcules; en sortant de l'ovaire, ils vont se loger dans les branchies. Celles-ci, au nombre de quatre, et disposées par paires, ne ressemblent pas mal à deux rubans larges, juxtaposés l'un à l'autre, à droite et à gauche du corps, auquel ils se fixent par leur bord supérieur, tandis que l'inférieur est libre et flottant dans la coquille.

Chaque branchie forme une cavité divisée en locules dont l'entrée se remarque vers le bord supérieur; c'est dans ces locules que doivent se développer les embryons ; l'accès en est direct et facile pour la branchie interne ; une longue scissure vers le bord supérieur expose aux regards les ouvertures de chacune de ses subdivisions ; il n'en est pas tout-à-fait de même pour la branchie externe ; cependant on trouve bientôt postérieurement le large orifice de l'espèce de conduit qui aboutit à ses locules.

Quelques jours après qu'ils ont été déposés dans les branchies, l'on commence à apercevoir sur les œufs les premiers changemens que la fécondation y apporte ; le jaune augmente de volume et devient plus fluide ; à sa surface se remarque un trait en ligne droite, plus foncé que le champ sur lequel il est placé ; plus tard l'on voit se dessiner, à droite et à gauche du trait, deux courbes symétriques qui, tournant vers lui leur concavité, viennent aboutir à ses points extrêmes. Ces courbes latérales s'étendent, et lorsque les surfaces qu'elles circonscrivent ont pris quelque opacité, l'on reconnaît en elles le limbe des valves de la coquille ; la ligne moyenne qui paraît la première correspond à la charnière. Cette dernière partie prend rapidement de la consistance, et si l'on considère le fœtus de profil, on la trouve droite et même légèrement concave de convexe qu'elle était auparavant. L'espace situé immédiatement au dessous de la charnière est fort transparent ; il est environné d'une bande plus obscure en forme de croissant. Si nous disposons la jeune Moule de manière à se présenter entièrement ouverte sur le porte-objet, l'on voit que cette bande est composée de deux feuillets semblables, dont chacun correspond à la valve au dessous de laquelle il s'est développé. Ces bandes sont les portions latérales des parois de l'abdomen, leurs bords sont un peu plus épais que les portions latérales du pied. Comme chez les Vertébrés, l'abdomen du nouvel animal est ouvert, il se fermera dans la suite sur la ligne médiane. Enfin, de même que chez les Vertébrés ovipares, il recevra dans sa cavité le jaune, dont le volume est fort diminué. Encore renfermées dans l'enveloppe externe de l'œuf, les petites Moules exécutent déjà des mouvemens fréquens et rapides qui contrastent avec la lenteur des mouvemens des adultes. Ces mouvemens ont aussi plus d'étendue, et ceci tient à ce que, la suture moyenne de l'abdomen n'existant pas encore, l'écartement des valves de la coquille ne rencontre aucune opposition.

Je ne m'arrêterai pas davantage sur le développement de ces fœtus ; plus de détails à cet égard m'éloigneraient du but que je me suis proposé, et je passe aux deux conséquences qu'il me semble permis de tirer des faits exposés dans ce travail.

1° Je remarquerai que le liquide blanc sécrété par les organes d'une moitié à peu près des individus chez les Moules des peintres, a trop d'analogie avec le sperme des Vertébrés pour qu'on ne soit pas conduit à le regarder comme une substance semblable appelée à jouer ici le même rôle.

2° Que puisque nous ne trouvons pas les œufs et la liqueur séminale réunis sur le même sujet, les sexes doivent être séparés, contre l'opinion généralement admise, que tous les Acéphales sont androgynes ; la dernière conclusion que j'énonce demandait toutefois à être confirmée par des expériences, et j'ai fait les suivantes :

J'ai mis dans un large baquet des Moules dont les œufs prêts à être pondus distendaient les ovaires ;

je me suis assuré que c'était bien des œufs qu'elles portaient, en en faisant sortir quelques uns de leur flanc, au moyen d'une légère ponctûre. Dans un autre baquet, j'ai placé des Moules que je regardais comme du sexe masculin, ayant, comme dans les précédens, vérifié que leurs organes générateurs contenaient la semence et non les œufs.

Les femelles, au bout d'un mois plus ou moins, ont pondu des œufs stériles, qui après quelque temps ont été rejetés des branchies, défigurés et à moitié détruits; les mâles, à la fin du printemps, présentaient encore la semence dans le même état qu'auparavant; elle gonflait beaucoup les testicules, et de temps en temps il s'en émettait au dehors. Dans un troisième baquet où j'avais mélangé les sexes, les branchies des femelles renfermaient de jeunes Moules nouvellement écloses, très-vives et bien développées; les unes étaient encore dans les enveloppes de l'œuf, d'autres les avaient déjà déchirées, et ne se trouvaient retenues que par la couche de mucus.

Je n'ai rien vu quant à la manière dont le mâle féconde la femelle; il y a toute apparence que, placé près d'elle, il répand simplement sa semence; celle-ci, délayée dans l'eau qui baigne l'intérieur des coquilles, est rejetée au dehors avec ce véhicule dans le mouvement alternatif qui constitue la respiration de l'animal; l'eau spermatisée vient à son tour en contact avec les œufs de la femelle, soit à leur passage de l'ovaire dans les branchies, soit après qu'ils sont arrivés dans celles-ci. (Voyez Annales des Sciences naturelles, tome VII.)

Dans ces derniers temps, M. Dumortier, membre de la Chambre des représentans de Belgique, a étudié dans tous ses détails le développement des Mollusques gastéropodes. Voici le résumé de ses observations sur cet intéressaut sujet.

L'embryon apparaît sous la iorme d'un globule muqueux (analogue de la vésicule de Purkinje) qui semble attaché à la paroi de l'œuf. Pendant les premiers jours , il subit quelques modifications de formes ; puis il devient doué d'un mouvement de rotation , et il tourne lentement sur son axe, sans qu'on puisse observer en lui aucun organe propre à la motilité. Bientôt il s'opère une cicatrice à la surface de l'embryon , et cette cicatrice produira plus tard le pied et la tête de l'animal. Vers la même époque , on commence à apercevoir à l'intérieur un tissu cellulaire qui devient de plus en plus distinct et qui constitue le foie. La cicatrice , de son côté , s'augmente chaque jour et finit par être une large cicatrice qui occupe la moitié de l'embryon. Celui-ci ne cesse de culbuter sur lui-même ; l'extrémité postérieure en avant , et en décrivant une spire elliptique qui détermine la forme que prendra plus tard la coquille. Alors il s'opère un phénomène important : à l'intérieur des cellules primordiales on commence à apercevoir des cellules secondaires qui, s'accroissant chaque jour de plus en plus, finissent par détruire les cellules primordiales , dont les parois seules persistent et deviennent un lacis de petits vaisseaux.

Jusqu'ici le tissu cellulaire avait formé une seule masse centrale ; mais lorsque la partie gélatineuse s'allonge pour former le pied et la tête , on aperçoit, en même temps, qu'il s'opère une production nouvelle , qui tend à diviser la masse cellulaire en deux parties ; c'est le système intestinal qui se forme. Le système cellulaire se présente alors sous l'apparence d'un feutré d'infiltrations fibrillaires qui se dirigent de dehors [en dedans. De son côté, la grande veine latérale de la spire apparaît presque en même-temps. Bientôt on commence à distinguer les yeux qui annoncent la formation du système nerveux ; le cerveau apparaît sous la forme d'un lobe jaunâtre, et alors le cœur commence à battre entre les deux lobes du foie. Sa texture excessivement mince est complètement diaphane ; d'abord il en existe deux qui bientôt se réunissent en un seul. Dans le même moment, le test commence à se former à l'extrémité de l'embryon ; d'abord il présente la forme du test d'une Patelle; mais, en s'accroissant chaque jour, il passe tour à tour par les formes de la Testacelle, de l'Ancyle, du Gabochon, et lorsque l'animal éclôt, il présente celui de la Succinée.

Après l'apparition du système nerveux, la vie fœtale commence ; l'embryon cesse de tourner et de culbuter sur lui-même, il marche en avant et se meut avec autant de facilité que l'être parfait. Le manteau se détache, le collier se distingue, la tête et le pied se forment. Le pied est doué d'un mouvement propre et peut se dilater jusqu'à l'extrémité du crochet. L'embryon se contourne en spirale et reste la tête en bas pour former sa coquille. On aperçoit au milieu de la face antérieure une large ouverture qui se dirige vers le dos et communique avec le cœur ; c'est l'ouverture de la respiration. Bientôt les bords du manteau se rapprochent, la cavité abdominale se clot, l'ouverture de la respiration se resserre et ne forme plus qu'un trou, et c'est à cette époque que l'on peut rapporter la formation de la cavité pulmonaire. Le cœur, qui d'abord avait apparu vers le côté droit de l'embryon, se porte vers la région dorsale, et peu à peu, par suite de la direction spirale de l'embryon, il se dirige vers le côté gauche, où il se fixe définitivement dans une large cavité ; son aspect est celui d'un sac ouvert par l'extrémité libre.

L'embryon reste tranquille, tous ses organes sont formés ; il demeure cependant encore dans l'œuf pour se fortifier et parfaire son test ; il finit enfin par rompre l'œuf, et, après avoir passé quelques jours dans la coulée albumineuse qui réunit le frai, il sort de toutes ses enveloppes et commence à respirer l'eau.

(B.-C. Dumortier, Mémoire sur l'Embryogénie des Mollusques gastéropodes, lu à la séance du 8 mai 1835 de l'Académie des sciences et belles-lettres de Bruxelles.)

M. Emile Jacquemin, qui a étudié le même sujet, a fixé particulièrement son attention sur le mouvement de rotation que le fœtus manifeste dans les premiers momens de sa vie embryonnaire ; ce phénomène est de la plus haute importance. Carus est le premier qui en ait observé les effets. « Aussitôt que l'embryon, dit ce naturaliste, est parvenu à l'époque où sa forme est discoïde, on voit les premiers mouvemens vitaux s'opérer d'une manière qui m'a rempli d'admiration lorsque j'ai eu occasion de la réitérer. C'est un mouvement de rotation dans le sens horizontal, à peu près comme une assiette qu'on ferait tourner sur son centre. »

M. Carus a expliqué plus tard ce mouvement de rotation de la manière suivante : « En examinant, dit-il, une Mulette vivante, on remarque à la partie postérieure une ouverture destinée aux voies respiratoires, et lorsqu'elle respire dans une eau parfaitement tranquille, on voit que ce liquide, sortant des branchies par le canal supérieur, produit un tourbillon continuel qu'on aperçoit facilement à la surface de l'eau, parce que tous les petits corps qui nagent dans l'endroit où le tourbillon a lieu se livrent à un mouvement circulaire très-actif. On conçoit facilement que la Mulette elle-même doit rester immobile au milieu de ces tourbillons, à cause de sa masse et de sa pesanteur; tandis que l'embryon nageant dans l'œuf avec un diamètre d'à peu près un dixième de ligne de longueur, doit être mis lui même en rotation aussitôt que, par une *tension électrique* opposée entre la partie respiratoire de son corps et le milieu ambiant, c'est-à-dire par attraction et répulsion, un tourbillon semblable s'établit dans l'intérieur de l'œuf..... En résumé, continue Carus, nous voyons que les premiers signes de la respiration de l'embryon se manifestent par un mouvement polaire entre la partie respiratoire du corps de l'animal et le liquide ambiant de l'œuf, et que la rotation de l'embryon nageant dans l'intérieur d'une cavité sphérique dépend d'un mouvement circulaire produit par la respiration. »

Tel était l'état de la science lorsque M. Jacquemin a fait ses observations curieuses sur le mouvement fœtal du *Planorbis cornea.*

« Notre première observation, dit ce naturaliste, est celle-ci : la partie du bord du globule vitellin, devenue transparente par le retrait des granules, commence à opérer un mouvement de vibration ondulatoire d'attraction et de répulsion par rapport au liquide dans lequel elle est

plongée. Voilà la première manifestation du mouvement vital. Ce mouvement de vibration ondulatoire est excessivement rapide et très-difficile à
apercevoir à cause de la transparence de l'embryon , de l'homogénéité de l'albumen et surtout
de sa petitesse. On n'y parvient le plus ordinairement qu'en observant les petits corpuscules qui
se détachent souvent du vitellus sans troubler son
développement, ou bien en retirant le globule vitellin de l'intérieur de l'œuf et en l'observant
plongé dans l'eau. Dans ces deux cas , on voit les
corpuscules rapprochés du bord translucide du vitellus se livrer à un tournoiement continuel en
vertu de la force attractive et répulsive du globule
vitellin. Ce mouvement d'ondulation vibratoire se
continue uniformément pendant les premières
vingt-quatre à trente-six heures , c'est-à-dire pendant le troisième et le quatrième jour après la
ponte, en augmentant peu à peu d'intensité, de
manière que, vers la fin de ce temps , tout le petit
globule vitellin se met en mouvement de rotation
sur son centre, étant entraîné par le tournoiement
qui s'est établi dans l'albumen près du vitellus.
Ces rotations sont très-simples , tantôt rapides et
persistantes , tantôt lentes et cessant complétement
d'intervalle en intervalle. Elles s'exécutent hori-
zontalement dans le même point qu'occupait primitivement le vitellus et se maintiennent, ainsi
pendant les dix à douze premières heures à
peu près du quatrième jour après la ponte. Ces
mouvemens de rotation, l'un des spectacles les
plus curieux que les observations microscopiques puissent nous présenter, ont été vus à Pil-
nitz par le célèbre Alexandre de Humboldt, le
grand-duc de Toscane et le professeur Savi de

Pise , lors de leur passage par cette ville. A Paris, j'ai eu occasion de les montrer à M. le professeur Mirbel et à MM. Laurillard et Laurent.

» L'observation que j'expose ici en peu de mots a été l'objet de beaucoup de recherches. Il me fut long-temps impossible de m'expliquer la cause qui fait passer le vitellus de l'état de tranquillité à l'état de rotation, en considérant surtout son développement si peu avancé qu'il n'y avait d'autre différence avec un vitellus non développé qu'un arrangement autre des granules et une légère transparence sur le bord. Il m'était toutefois démontré que cette cause se rapportait ou à ces deux modifications du vitellus, ou à une influence extérieure. Je passai des journées entières à observer le bord, les granules, l'albumen autour du vitellus, jusqu'à ce qu'enfin le hasard me fit voir une parcelle détachée du vitellus nageant dans l'albumen, exécutant des mouvemens comme si elle était entraînée par un courant. Ce fait me mit sur la voie pour découvrir les vibrations ondulatoires qui s'exercent sur le bord du vitellus et qui étaient la cause du mouvement imprimé à cette partie.

» On ne remarque point de cils sur le bord ; c'est la membrane vitelline elle-même qui exécute ces vibrations.

» A la fin du quatrième jour, et pendant le cinquième et le sixième, le mouvement de rotation dans le sens horizontal n'est plus aussi uniforme qu'auparavant, parce qu'un second mouvement embryonnaire, dont nous parlerons plus tard, s'est réuni au premier. Ce temps écoulé, il cesse entièrement, parce que le petit embryon a acquis alors trop de volume pour se laisser entraîner par le tourbillon dans l'albumen.

» Il n'en est pas de même pour les vibrations ondulatoires sur le bord des organes de la respiration. Il augmente d'intensité et d'étendue à mesure
que l'évolution fait des progrès. A toutes les époques de la vie embryonnaire, il est toujours très-
facile, à l'aide des vibrations, de distinguer les
organes de la respiration, quel que soit d'ailleurs
le retard rudimentaire à l'origine de l'évolution
embryonnaire, et environ trente-six heures après
la ponte, les organes de la respiration occupent la
périphérie du vitellus. Le septième et le huitième
jour, leur forme est conique et s'élève en mamelon saillant. Vers le onzième et le douzième jour,
ce mamelon rentre dans l'intérieur de la coquille
dont la première pellicule est alors déjà formée.
A cette époque, non seulement ce petit mamelon,
mais toutes les parties qui l'entourent et qui constituent les rudimens de la cavité pulmonaire,
sont dans un mouvement de vibration ondulatoire
très-actif. Cependant ce mouvement ne parvient
au maximum de son intensité qu'au moment de
l'éclosion du petit Planorbe et pendant les premiers
jours de sa vie extra-ovulaire.

» Examinés à cette époque, on voit que, non
seulement les organes de la respiration proprement dits, mais aussi les tentacules, exécutent
ces vibrations. C'est un tremblement d'une vitesse
inexprimable, qui fait que les molécules au milieu
desquelles nage l'animal sont continuellement
repoussées, lorsqu'en vertu de leur attraction et
de leur poids, elles viennent toucher la surface
de ces parties. D'après ce que nous venons de
dire, le phénomène dont il s'agit deviendrait d'une
explication facile. On ne devrait y voir, dans ce
cas, qu'un mouvement de vibration produit par la

force vitale de l'être, et l'eau n'y jouerait qu'un rôle mécanique de simple pesanteur et d'attraction moléculaire ; mais ce phénomème est plus compliqué. Les réactions entre l'eau et l'animal sont d'une nature plus élevée, et d'autres forces y président ; car on voit les molécules d'eau entraînées par des courans très-actifs venir de loin, attirées par l'animal, puis toucher le bord des parties précédemment indiquées, suivre un certain temps le bord et être enfin repoussées avec énergie pour venir encore parcourir une route semblable. Ce jeu d'attraction, de répulsion et le courant qui en résulte est le plus visible dans la cavité pulmonaire encore très-ouverte à cette époque. Aucune molécule n'est en repos ; toutes sont successivement entraînées par les courans, dont le plus grand et le plus actif s'accomplit de droite à gauche, entrant dans la cavité pulmonaire pour en sortir ensuite. Les courans occasionés par les ondulations des tentacules ne sont pas moins actifs ; ils s'exercent autour de ces organes et suivant leur longueur, dirigés de la pointe vers la base ; ils diminuent d'intensité dans le même sens. Leur nombre est de quatre. Deux se voient dans l'espace compris entre les tentacules ; les deux autres existent sur les côtés externes de ces mêmes tentacules. Tous ces courans sont très-faciles à voir avec un simple grossissement de deux fois le diamètre ; déjà à l'œil nu on voit de petits corps souvent plus gros que les tentacules être entraînés par eux.

» En examinant ce mouvement comme nous venons de le faire, il est impossible de n'y pas *retrouver la plus grande analogie (sinon identité) avec le jeu électrique et les courans qu'il produit ;* car si l'eau ne jouait qu'un rôle mécanique par rapport à l'animal, ces molécules seraient simplement repoussées par les vibrations, et elles ne se livreraient pas à des courans réguliers et permanens. Aussi, remarque-t-on, en poursuivant avec persévérance le trajet que parcourt un de ces corpuscules, qu'il touche le bord vibrant dans un point, qu'il suit un peu ce bord, puis, qu'il est repoussé, enfin qu'il revient pour le toucher de nouveau, mais dans un autre point, et ainsi de suite.

» Quant à l'explication de ce phénomène singulier, je crois devoir exposer mon opinion sans prétendre la donner comme la seule vraie avant que de nouvelles recherches viennent l'appuyer ou la renverser. Je la fonde sur ces deux faits :

» 1° Les mouvemens de vibration ondulatoire sont exercés par les organes de la respiration ;

» 2° La réaction entre l'eau et le corps de l'animal produit des courans analogues à ceux que fait naître dans ce liquide l'électricité qui naît entre les corps hétérogènes. De ces deux faits je tire la conclusion sans doute hasardée, « que la cause » fondamentale du phénomène de vibration est » une force électro-magnétique qui s'établit par » suite de l'hétérogénéité des diverses substances » du corps de l'animal, d'une part, et du milieu ambiant de l'autre. Elle joue le rôle principal dans » la respiration aquatique, et les courans auxquels » elle donne naissance sont la cause primitive du » mouvement de rotation exercé par le vitellus » pendant la première époque du développement, » puisqu'ils entraînent d'une manière mécanique » le même vitellus, dans le sens de leur direction. »

« On voit par cette dernière partie de nos conclusions que je m'accorde avec Carus, en regardant le tournoiement de l'eau comme la cause du mouvement de rotation. On doit en même-temps remarquer que je suis allé plus loin en découvrant la cause des tourbillons dans les vibrations ondulatoires du bord du vitellus qui avait échappé à ce profond observateur.

» La grande utilité de ces vibrations pour la respiration est facile à concevoir ; les molécules d'eau qui viennent toucher les organes respiratoires et opérer par l'air qu'ils contiennent l'oxygénation des liquides nutritifs étant continuellement renouvelés, il en doit nécessairement résulter une plus grande activité et une plus grande promptitude dans l'acte même de l'oxygénation.

» Les mouvemens de vibration une fois découverts sur les rudimens des organes de la respiration chez les Planorbes, les Limnées, les Unio et les Anodontes, dont les deux premiers sont destinés à respirer l'air élastique immédiat, on peut présumer qu'ils existent aussi chez d'autres animaux et même chez les Mammifères, s'il est vrai, comme le prétendent des observateurs aussi exacts que MM. Rathke et Muller, que les embryons de ces derniers possèdent, pendant la première époque de leur développement, des organes qu'à cause de leurs formes et de leurs fonctions on ne peut mieux comparer qu'avec les branchies des animaux à respiration branchiale. »

M. Jacquemin s'exprimait ainsi au commencement de l'été de 1834, lorsqu'il présenta son Mémoire à l'Académie des sciences de Paris. On voit qu'il avait présumé l'existence des mouvemens vibratiles chez d'autres animaux qui ont, depuis lors, été effectivement découverts par Purkinje et Valentin.

« Le second mouvement embryonnaire, selon M. Jacquemin, commence à se manifester vers la fin du quatrième jour et pendant le cinquième et le sixième. C'est un mouvement de contraction qui s'exécute d'une manière très-distincte dans la substance du globule vitellin, notamment dans le point qui correspond à l'angle que fait, chez l'adulte, le pied avec le reste du corps. Ces contractions ne s'accomplissent pas aussi uniformément que les rotations ; elles se manifestent à des espaces indéterminés et présentent quelque analogie avec les mouvemens volontaires de l'animal adulte.

» Vers le sixième et le septième jour, le petit animal commence la troisième espèce de mouvement embryonnaire ; on le voit se tourner sur lui-même dans tous les sens ; les rotations uniformes deviennent de plus en plus rares et finissent par disparaître. On observe quelquefois simultanément des rotations horizontales, des contractions et d'autres rotations qui se font dans tous les sens. L'embryon conserve cependant la même place qu'il occupait primitivement jusqu'à ce que, vers le huitième ou le neuvième jour, lorsque le développement est déjà assez avancé, il commence le quatrième et dernier mode de mouvement embryonnaire. C'est un mouvement de translation. L'embryon quitte le point où il est né, il s'en écarte de plus en plus, et finit par parcourir tout l'intérieur de l'œuf d'une extrémité à l'autre, en suivant surtout les parois internes de cet œuf.

» C'est à l'époque où l'embryon exécute le deuxième et le troisième mode de mouvement embryonnaire, et déjà un peu en avant, que j'ai retiré le petit être de l'intérieur de l'œuf pour l'observer plongé dans l'eau. Mis dans ce liquide, il continue ses mouvemens pendant plusieurs heures : puis ces mouvemens s'affaiblissent peu à peu, et cessent enfin au moment où la vie s'éteint. Ce qui m'a toujours beaucoup étonné, et ce que je puis m'expliquer difficilement, c'est que le globe vitellin continue ses mouvemens, même après que l'on a crevé son enveloppe, et que la matière qu'elle contient s'est plus ou moins dérangée. J'ai vu le vitellus ainsi déchiré rester immobile pendant quelques momens, puis se mettre dans un mouvement rectiligne très-étendu et très-rapide. Lorsqu'on ajoute une goutte d'eau fraîche, le mouvement se ranime.

» Tous les mouvemens embryonnaires dont nous venons de parler augmentent peu à peu d'activité et d'étendue ; ils se continuent simultanément, jusqu'à ce que les mouvemens volontaires du jeune animal viennent les remplacer. Leur activité, en général, l'énergie vitale de l'embryon et les progrès de son développement, dépendent, d'une manière notable, de l'état de l'atmosphère, et des circonstances externes sous l'influence desquelles il est placé. La chaleur et le temps sec, avec un ciel serein, favorisent beaucoup le développement de ces Mollusques, tandis que le froid et une atmosphère chargée d'humidité ralentissent la marche de ce même développement. L'influence du temps sur l'embryon est tellement forte et prompte, qu'il m'est arrivé souvent, lorsque le temps changeait dans le cours de la journée, de trouver le petit être dans un mouvement très-actif pendant la partie sereine de la journée, et dans un mouvement lent et affaibli pendant l'autre partie.

» Il est donc difficile de déterminer avec précision la vitesse de ces mouvemens. Nous nous bornerons à dire qu'une rotation complète s'accomplit dans l'espace de dix à quinze secondes, lorsqu'elle est le plus rapide; dans le cas contraire, il en faut quarante à soixante. Souvent le vitellus paraît entièrement immobile pendant quelques momens.

» D'après les observations de Carus, l'embryon des Anodontes et des Unio accomplit une rotation entière en quinze ou vingt secondes, au moment de sa plus grande activité, tandis qu'il en faut cinquante et même jusqu'à quatre-vingts, lorsque les rotations se suivent plus lentement. Carus ne parle pas d'autres mouvemens embryonnaires ; de sorte que nous ignorons s'il en existe d'autres chez les Bivalves, et s'ils y présentent la même marche dans la succession de leur apparition.

» On a pu remarquer que dans l'histoire des mouvemens embryonnaires nous n'avons pas indiqué la direction des rotations. Il est très-probable qu'elles s'accomplissent constamment de droite à gauche. Si on les voit s'exécuter en sens inverse, c'est que l'embryon est placé sur le côté opposé à celui qu'on observe d'abord, ou bien que les œufs d'un même groupe ne présentent pas tous la même face.

» Il est bien probable que des mouvemens aussi prononcés et aussi étendus que ceux-là influent sur la forme de l'animal, et notamment sur celle de sa coquille ; mais, d'un autre côté, il me paraît trop hasardé, quoiqu'ingénieux, d'admettre que les tours de la coquille soient les traces du mouvement de rotation de l'embryon qui se sont solidifiées, comme le pense Carus. Il est certain que chez le Planorbe les mouvemens de rotation ont long-temps cessé d'exister lorsque les premières traces de la coquille se manifestent.

» Pour résumer ce que nous venons de dire sur la première époque du développement, nous dirons :

» Le vitellus, parfaitement globuleux, au moment de la ponte, présente bientôt après des taches arrondies et claires, qui sont au nombre de quatre au plus ; elles résultent de la disposition particulière des granules qui remplissent son intérieur et qui se retirent de la circonférence vers le centre. Le bord du vitellus exécute des vibrations ondulatoires qui produisent un tournoiement dans l'abdomen, lequel finit par entraîner le vitellus en lui imprimant un mouvement de rotation de droite à gauche. »

(Emile Jacquemin, Mémoire sur le développement du *Planorbis cornea*.)

Developpement des Annélides. Les Sangsues pondent des espèces de capsules dans lesquelles se développent plusieurs œufs. La première observation relative aux divers changemens que subit l'œuf depuis la ponte jusqu'au parfait développement du petit ont été faites par Carena sur l'*Hirudo vulgaris*. Le 17 juin il remarqua un œuf pondu depuis peu et collé contre les parois d'un vase de verre, qui contenait plusieurs Sangsues adultes. La Sangsue qui venait de pondre se promenait sur l'œuf en l'explorant tout autour avec sa bouche, comme si elle le flairait ; quelquefois elle fixait sur lui l'orifice buccal pour le comprimer et le faire adhérer davantage aux parois du vase ; après avoir répété long-temps cette manœuvre, elle fit disparaître avec sa bouche un gros repli de l'enveloppe générale. Cette enveloppe est de couleur vert jaunâtre, coriace, très-aplatie et ovale ; elle est garnie tout autour d'un bord brun, par lequel elle adhère au verre. Le même jour, 17 juin, on voyait dans l'enveloppe commune douze petits grains ronds, isolés, disposés d'une manière non symétrique, de couleur un peu plus claire que celle de l'enveloppe. De ces douze œufs, deux se sont oblitérés dans la suite ; les dix autres grossirent en peu de jours et parurent alors écumeux en dedans. Le sixième jour après la ponte, on distinguait déjà des petits corps se remuant les uns sur les autres ; chacun d'eux paraissait une masse oblongue vert-jaunâtre à surface chagrinée. Au dixième jour, les petits étaient considérablement grossis ; on les voyait entourés d'une substance transparente, débordant latéralement, et se prolongeant fort en avant, à la partie antérieure. Au douxième jour, on apercevait très-distinctement le disque des yeux ; ceux-ci étaient roussâtres et ne devinrent noirs que par la suite. A mesure que les petits grandirent, l'enveloppe commune devint de plus en plus bombée. Au dix-septième jour, on aperçut dans quelques unes des petites Sangsues les vaisseaux sanguins ; les individus se mouvaient facilement dans l'intérieur de leur prison, et ne manquaient jamais, en arrivant vers les grandes extrémités de l'ovule que formait l'enveloppe, d'y donner un coup de museau. Cette manœuvre, souvent répétée, produisit une ouverture par laquelle une jeune Sangsue s'échappa le 8 juillet, c'est-à-dire le vingt-unième jour, à dater de la ponte. Le lendemain et les jours suivans, les autres individus sortirent, mais plusieurs d'entre eux revinrent par intervalles se cacher dans leur coque, qui, pendant quelque temps, devint pour eux une sorte de refuge.

Le développement des œufs de la Sangsue médicinale a beaucoup de rapports avec celui que nous venons de faire connaître. Les premières observations à cet égard datent de 1821, et sont dues à M. Lenoble, médecin à Versailles, qui, dans une séance de la Société d'Agriculture du département de Seine-et-Oise, annonça que les Sangsues médicinales se développaient dans des espèces de cocons ovoïdes, assez semblables aux cocons du Ver à soie, formés d'un tissu extérieur analogue à une éponge très-fine et contenant dans leur intérieur, tantôt une gelée transparente et homogène et tantôt de petites Sangsues plus ou moins développées, au nombre de neuf, dix, douze et quatorze. M. Collin de Plancy, qui était présent à la séance, dit que les paysans de la Bretagne connaissaient depuis long-temps l'existence de ces sortes de cocons, et qu'ils savaient si bien que c'étaient des nids qu'ils les transportaient dans les étangs et les marais qu'ils voulaient repeupler de Sangsues. La science ignorait ces faits vulgaires, et il est probable que, sans les observations du docteur Lenoble, ils eussent été encore plus long-temps ignorés. Quoi qu'il en soit, un médecin laborieux, M. Rayer, s'occupa de les vérifier, et bientôt il publia dans les Annales des Sciences naturelles les recherches qu'il avait entreprises et dont voici les résultats les plus curieux :

Les larves des Sangsues médicinales représentent un ovoïde dont le plus grand diamètre varie ordinairement de six à douze lignes, et le plus petit de cinq à huit lignes. Leur poids s'élève de vingt-quatre à quarante-huit grains, suivant leur grosseur, suivant leur état de plénitude ou de vacuité, suivant enfin qu'ils contiennent du mucus ou de petites Sangsues. Leur volume lui-même est en rapport constant avec le nombre d'œufs ou de Sangsues qu'ils renferment, et avec l'époque de leur formation et leur degré de développement. Leur structure est plus complexe que celle de l'*Hirudo vulgaris*. Parvenus à leur entier développement, ils présentent, 1° une enveloppe extérieure, spongieuse; 2° en dessous, une capsule analogue à celle observée autour des œufs de l'espèce précédente; 3° enfin, dans la cavité de cette capsule, du mucus, des œufs ou des Sangsues à divers degrés de développement. L'enveloppe extérieure entoure la capsule dans toute son étendue, en formant une couche épaisse de deux lignes environ; le tissu qui la constitue est fortement organisé, demi-transparent, composé de fibres solides, fines et déliées, très-régulièrement entrelacées, de manière à former des espèces de mailles hexagonales, à travers lesquelles l'eau peut facilement pénétrer. Ce tissu, qui est élastique, a pour usage essentiel de protéger la capsule ovifère qui lui adhère très-fortement. Celle-ci se montre sous la forme d'un sac ovoïde sans couture, à parois minces, blanchâtre, transparente et assez résistante; l'extrémité de chaque diamètre offre deux petits prolongemens angulaires d'un tissu plus ferme que la membrane, et d'une couleur brune jaunâtre. Souvent la capsule présente vers le point qui correspond à la petite extrémité un trou circulaire d'une demi-ligne de diamètre. On remarque moins communément une semblable ouverture à l'extrémité opposée, et il est plus rare encore d'observer à la fois deux issues sur un même cocon. C'est par elles que sortent les Sangsues lorsqu'elles ont atteint le terme de leur vie intrà-capsulaire. La capsule, lorsqu'aucun germe n'est encore assez développé pour être distinct, se trouve remplie entièrement par une sorte de mucus ou de gelée molle, blanchâtre, peu transparente, à saveur fade, se conservant plusieurs jours sans éprouver d'autres changemens qu'une légère dessiccation, et se transformant à l'air libre en un corps friable et transparent. Cette matière offre à l'analyse chimique une très-grande quantité d'eau, peu d'albumine et beaucoup de mucus. Les germes sont au nombre de huit à quinze. Les capsules de l'*Hirudo medicinalis* ne diffèrent donc essentiellement de celles de l'*Hirudo vulgaris* que par l'existence d'une sorte de bourre ou enveloppe extérieure qui est parfaitement appropriée aux circonstances dans lesquelles les œufs se développent. En effet, la Sangsue médicinale ne les fixe pas à des plantes aquatiques ou à des corps étrangers. Lorsqu'elle veut pondre, elle pratique dans la vase une espèce de tube de forme conique, à parois lisses, et dépose dans son fond une capsule. Celle-ci se trouve bientôt enveloppée par le tissu spongieux dont l'élasticité sert non seulement à préserver les germes pendant le développement intra-capsulaire, mais qui fournit encore aux jeunes Sangsues un abri assuré pendant les premiers temps de leur naissance. Le tissu spongieux est formé après la ponte de la capsule; la Sangsue le dépose sous forme écumeuse, qui ne tarde pas, en se desséchant, à prendre l'aspect d'un réseau.

D'après les recherches de M. Léon Dufour, la reproduction du Lombric terrestre est très-analogue à celle des Sangsues, et particulièrement à celle de la Sangsue médicinale.

Aranéides. L'Araignée pond des œufs très-nombreux et les dépose dans un nid commun dont la construction n'est pas la même dans toutes les espèces.

Les œufs des Araignées et leur développement ont été étudiés par Hérold jour par jour, heure par heure. (Voyez *Exercitationes de animalium vertebris carentium in ovo formatione, pars I: De generatione Aranearum in ovo.*) De leur côté, MM. Prevost et Dumas ont étudié la composition physiologique de l'œuf et y ont retrouvé des élémens à peu près identiques aux élémens de l'œuf du Poulet, savoir : un vitellus ou jaune, un albumen et une cicatricule. Plus tard, enfin, Purkinje y a démontré l'existence de la vésicule qui porte son nom, d'où il faut conclure que l'œuf de l'Araignée est aussi complet que celui des Oiseaux. Nous renvoyons à Hérold ceux de nos lecteurs qui voudront connaître tous les détails de leur développement; nous passons tout droit à son éclosion.

Lorsque l'Araignée est prête à éclore, la membrane de l'œuf devient tellement tendre et s'applique si exactement sur toutes les parties du corps de l'animal, qu'on les distingue toutes nettement au travers ; on dirait que c'est une nymphe de Coléoptère. En cet état, la jeune Araignée ne donne aucun signe de mouvement. Mais bientôt elle fend l'œuf dans la région qui correspond à son corselet, et la jeune Araignée tire d'abord par cette ouverture la tête, les mandibules, le corselet et le ventre ; mais il lui reste à dégager les pattes et les palpes maxillaires, et c'est là l'opération la plus difficile. Ces organes, en effet, restent engagés dans la portion de l'œuf qui les enveloppe. Ce n'est qu'avec de grands efforts et à la longue que l'Araignée en vient à bout; pour cela elle gonfle et contracte d'une façon alternative son corps et ses pattes, et c'est après avoir répété plusieurs fois cette manœuvre qu'elle se dégage et se trouve enfin libre et capable de marcher.

A mesure qu'elle se débarrasse de la pellicule, celle-ci est poussée vers l'extrémité des pattes, où elle est ramassée en un petit paquet blanc. Quelquefois cette même pellicule se trouve encore un peu adhérente au ventre; mais l'Araignée n'a pas de peine à s'en délivrer dans ce cas. Cette observation de l'éclosion est due à Degéer. On voit qu'elle est en quelque façon semblable à une mue. Pourtant ce n'est encore là qu'une première naissance; car la tête, les mâchoires, les pattes, le ventre de l'Araignée se trouvent encore enveloppés d'une autre membrane qui fournit à chacune de ces parties une espèce de fourreau. En cet état, l'Araignée est embarrassée dans ses mouvemens; elle ne se déplace qu'avec peine; elle est évidemment dans l'impossibilité de se construire une toile et de poursuivre sa proie; de là la nécessité d'une seconde mue qui s'opère dans l'espèce de bourse qui sert de nid commun, d'où l'Araignée sort enfin par un temps doux au mois de mai ou de juin.

Conclusions générales.

1° Il n'y a pas de génération sans parent;

2° Le nouvel être qui est le résultat d'une génération se présente toujours sous une première forme qui n'est jamais celle qu'il aura après son entier développement;

3° L'œuf, en général, réduit à sa plus simple expression, consiste en une vésicule très-petite, désignée sous le nom de vésicule de Purkinje;

4° Toute génération est précédée d'une fécondation qui transforme l'œuf en germe;

5° Cette transformation a lieu de deux manières :

Dans les animaux à sexes séparés, le sexe femelle fournit des œufs, le sexe opposé un fluide fécondant, et c'est de l'application de ce fluide sur les œufs que résultent les germes.

Dans les animaux hermaphrodites ou à sexes confondus, il y a un organe femelle qui produit les œufs et un organe mâle qui donne le fluide fécondant; ces deux organes émettent séparément leur produit dans un lieu qui leur est commun, et la fécondation se fait de même que dans le cas précédent;

6° La transformation de l'œuf en germe, ou la fécondation, est une action d'une nature spéciale, qui n'a rien de commun avec les actions physiques ou chimiques d'aucune espèce. C'est une action du genre de celles que les physiologistes vitalistes appellent actions organiques et vitales.

Ceux qui veulent en faire une action purement physique ou chimique en rapportant son principe à l'électricité, tombent dans une grande erreur ; car si les influences électriques ont une action particulière sur les corps vivans et sur leur développement, il n'en faut pas moins reconnaître que la vie n'est pas l'électricité.

Cette conclusion restera, quels que soient les résultats qu'amènent les faits nouveaux acquis à la science touchant le fluide électrique. On sait que le plus puissant de ces faits, celui qui, au dire de M. Arago, a remué le plus profondément M. de

Humboldt, c'est la découverte de M. Matteucci , relativement à l'électricité de la Torpille. Or il y a deux points capitaux dans cette découverte :

1° En tirant des étincelles de la Torpille , phénomène qui n'avait point été obtenu avant lui, M. Matteucci a démontré que l'électricité animale est parfaitement identique avec les autres électricités ;

2° En établissant que la source de l'électricité de la Torpille est dans un des lobes du cerveau de cet animal , il a démontré qu'il existait entre l'agent nerveux et le fluide électrique une analogie d'origine , puisque l'un et l'autre procèdent d'un même appareil organique.

Mais cette analogie d'origine indique-t-elle et doit-elle faire présumer une analogie de nature et d'essence entre ces deux agens ? Il y aurait de la témérité à le croire ; car les effets connus de ces agens sont trop différens pour ne pas faire supposer dans chacun d'eux une essence spéciale.

Ainsi donc, quoiqu'on puisse affirmer dès à présent avec raison qu'il y a entre les actes les plus élevés de l'organisation et de la vie et les effets électriques, une grande analogie , puisqu'ils procèdent d'un organe commun ; cependant on ne peut pas dire que l'un et l'autre soient identiques.

Si nous insistons sur ce point , c'est qu'il nous semble voir dans ces travaux des embryologistes une tendance à tout expliquer par l'électricité.

Ainsi Carus, examinant le développement d'une Mulette , y signale , comme premier mouvement , une rotation particulière qui est un des premiers signes de la respiration de l'embryon ; et il attribue cette rotation à une tension électrique.

M. Jacquemin va plus loin et dit qu'il est impossible de ne pas retrouver dans ce mouvement la plus grande analogie (sinon identité) avec le jeu électrique et les courans qu'il produit.

Enfin , on a vu MM. Coste et Delpech soutenir positivement que la génération bisexuelle n'était au fond qu'une action électrique.

Il y a donc , comme je le disais tout à l'heure , tendance manifeste des embryologistes à tout expliquer par l'électricité , et je ne pense pas qu'ils soient long-temps à s'emparer des faits découverts par M. Matteucci et à les appliquer à leurs idées.

En protestant ici d'avance contre de pareilles inductions , nous n'avons pas d'autre objet que d'en faire voir le danger et de faire nos réserves en faveur de la seule doctrine physiologique possible , la doctrine du vitalisme , sur laquelle nous aurons à nous expliquer au mot Vie.

Nous ne saurions terminer cet article sans faire connaître le point de vue singulier sous lequel Oken s'est placé dans son Traité de la Génération.

Le physiologiste allemand termine ce Traité par les deux conclusions suivantes :

Omne vivum ex ovo !
Nullum vivum ex ovo !

C'est - à - dire que le résultat général est égal à zéro , en d'autres termes ce résultat donne la véritable signification de zéro. Suivant Oken , en effet , le zéro n'est ni quelque chose , ni rien non plus ; il n'a point d'existence et cependant il n'est pas dépourvu d'existence ; il n'est ni fini ni infini ; c'est ce qu'on ne peut expliquer ni peindre par aucun mot , l'absolu sans aucune détermina-

tion. La plus haute réduction de l'algèbre est
$+ - = 0$; $+ = 0 +$; $- = 0 -$. Toutes
les propositions se déroulent du zéro, non
comme s'y trouvant déjà contenues, mais comme
réellement créées de rien. De même la création est
une création du néant.

En Allemagne on appelle cette manière de
traiter l'Histoire naturelle, Philosophie de la
Nature. Voilà où conduit le dédain du bon sens
et de la raison vulgaire.

Explication des Planches.

Planche 439.

FIG. 1. Œuf humain âgé de quinze à vingt jours. Sa surface externe est garnie de nombreuses villosités destinées à
lui fournir des moyens d'union avec l'utérus.

FIG. 2. Le même œuf ouvert, *a, a* Membrane amnios ; *b*
chorion ; *c* vésicule ombilicale tenant à l'embryon ; *d, d* villosités du chorion.

Nota. Ces deux figures sont tirées des planches de l'*Histoire de la génération de l'homme.*

FIG. 3. Œuf humain ; fœtus de trois mois entouré de sa
membrane *a,b,c* ; *d* chorion relevé ; *e* villosités du chorion.
Figure empruntée à un mémoire de M. Breschet.

FIG. 4. Œuf de chien ayant vingt-quatre jours de développement. Il est enveloppé par un placenta en forme de zône
ou ceinture *u,u*. Cette ceinture est limitée de chaque côté par
un anneau *u'* formé de villosités plus longues. Les pôles de
l'Œuf *c,c* qui ne sont point enveloppés par le placenta, sont
formés par le chorion ou membrane vitelline. Figure empruntée à M. Coste.

FIG. 5. Embryon retiré de l'œuf précédent. (*Idem.*)

FIG. 6. Œuf de brebis âgé de vingt jours. *e,e* Allantoïde di-
rigée dans le sens de l'axe longitudinal de l'œuf ; elle tend en
se développant de plus à plus à remplir toute la cavité de la
membrane vitelline *c,c* ; *o,o,o,o* vésicule ombilicale allongée
jusqu'à l'extrémité de l'œuf ; *m* intestin en communication
avec la vésicule ombilicale. Le pédicule de l'allantoïde, qui est
presque en contact avec celui de la vésicule ombilicale, s'enfonce dans la cavité du bassin ; *g* cœur. (*Idem.*)

Fig. 7. Portion d'utérus de Lapine imprégné, à laquelle sont attenans la trompe *t*, l'ovaire *v,w*, et le ligament large *q*. Les embryons, encore enveloppés de la portion de leurs membranes qui n'a point été incisée, sont couchés au milieu des circonvolutions tuméfiées, le dos tourné vers la ligne mésentérique. La trompe *t* en continuité avec la cavité propre de l'utérus, se termine par un pavillon *p* fort large qui embrasse une des extrémités de l'ovaire *v,w*, sur lequel on voit de petites saillies *j,j,j* qui indiquent les vésicules de Graaff, dont quelques unes sont assez développées. Les trois saillies plus petites et une teinte plus foncée, indiquent autant de corps jaunes ou débris de vésicules de Graaf qui ont laissé échapper les œufs qu'elles contenaient.

Fig. 8. Œuf de la Truie. *a* Liquide granuleux dans lequel est plongé l'œuf dans la vésicule de Graaf; *b* membrane interne; *c* membrane vitelline contenant le jaune composé de granules. Cet œuf est considérablement grossi, sa grandeur naturelle ne dépassant pas une très-petite tête d'épingle.

Planche 440.

Fig. 1. Bassin et parties environnantes d'un Ornithorhynque femelle. Les organes génito-urinaires sont en rapport. L'utérus gauche contient deux œufs *c,c*. Sur l'ovaire correspondant *a* on voit les corps jaunes *b*. L'ovaire droit *a* n'offre rien de particulier. Les pavillons *d,d* placés en dehors des ovaires, présentent une fente très-grande. *f,f* Circonvolution de l'utérus. *y* Ligament suspenseur. *m* Muscle oblique interne. *i* Vessie urinaire renversée.

Fig. 2. Ovaire du même animal et pavillon de la trompe. Trois œufs sont fécondés et les vésicules de Graaf qui les renferment sont saillantes et disposées en grappe comme dans l'ovaire des oiseaux. Cette disposition forme un caractère de transition qui prouve que l'Ornithorynque établit le passage des Oiseaux aux Mammifères.

Fig. 3. Œuf grossi trois fois. *a* Membrane adventive ou caduque déchirée et étalée. *b* Membrane vitelline rompue, de laquelle s'échappent les globules du jaune et un lambeau de la membrane blastodermique.

Fig. 3 *bis*. Coupe d'une portion d'ovaire grossi, sur lequel la fécondation a eu lieu. *a* Vésicule de Graaf qui a livré passage à l'œuf, et dont les parois tuméfiées indiquent la formation du corps jaune qui succède à l'œuf. *b* Ouverture par laquelle l'œuf s'est échappé. *c* Vésicule de Graaf de laquelle on a retiré un œuf. *d* Une autre vésicule déchirée renfermant une couche de substance granuleuse coagulée. La même substance se fait

remarquer dans une autre vésicule plus petite, située au côté
opposé.

Fig. 4. Parties génitales femelles du Kanguroo. *a,a* Ovaires placés au dessus des pavillons des trompes. *b,b* Trompes
flexueuses. *c,c'* Tubes utérins. *d,d* Museaux de tanche. *e,e,e'*
Appareil vaginal.

Fig. 5. Fœtus de Kanguroo et ses membranes. *a* Membrane
vitelline ou chorion des auteurs. *b* Amnios. *c* Vésicule ombilicale incomplète dans laquelle rampent les veines et les artères omphalo-mésentériques.

Les figures de cette planche sont tirées du mémoire de
M. R. Owen. (Transact. philos., année 1834.)

Fig. 6. Œuf de Kanguroo. *a* Allantoïde ridée par l'alcool.
b Vésicule ombilicale ayant son système vasculaire très-développé. *c,c,c',d,e*, Amnios.

Le chorion est confondu avec la vésicule ombilicale.

Cette figure est tirée d'un dessin présenté par M. Coste a
l'Académie des sciences. L'œuf qu'elle reproduit a été disséqué par lui, dans le laboratoire de M. Owen à Londres. Mais
MM. Coste et Owen ne sont pas d'accord sur l'interprétation
de ses différentes parties. C'est du moins ce que nous avons
cru pouvoir inférer d'une réclamation adressée par le savant
anglais, à l'Académie des sciences, et transmise par M. Arago.
(*Voyez* séance du 30 octobre et la suivante.)

Planche 441.

Fig. 1. Organes génitaux d'une Poule. *a* Calice vide d'où est
sorti l'œuf *d*. *b,b* Ovaire qui contient des œufs de différentes
grosseurs dans leur calice respectif. *c* Orifice de l'oviducte,
dont on peut suivre les circonvolutions. *e* Intestin terminé par
un renflement au rectum, tout près de la partie inférieure de
l'oviducte. (Figure empruntée à Carus.)

Fig. 2. Œuf de Poule. *a* Blanc ou albumen. *b* Jaune enveloppé de la membrane vitelline et d'une membrane fournie par
l'albumen. *c* Chalazes.

Fig. 2 *bis*. La membrane du jaune de l'œuf précédent vidée
pour montrer la manière dont les chalazes se comportent.

Fig. 3. Aspect de la cicatricule du Poulet, après quelques
heures d'incubation.

Fig. 4. Même cicatricule, l'incubation étant plus avancée.
a,a,a Veine primogéniale de M. Serres; *b,b* îles de Wolf;
c tache centrale ou champ du Poulet.

Fig. 5. Même cicatricule, l'incubation ayant marché. *a,a*
Veine primogéniale s'infléchissant vers la tache *c*. Les îles de
Wolf forment maintenant un réseau vasculaire ayant six troncs
se dirigeant vers la tache. Les deux troncs supérieurs sont
isolés des troncs inférieurs.

Fig. 6. La veine primogéniale a atteint la tache, et l'embryon du Poulet est très-apparent. Du côté de la tête, les deux troncs supérieurs persistent encore. Vers le milieu du corps, les troncs inférieures sont plus marqués.

Fig. 7. L'incubation est encore plus avancée. La veine primogéniale a disparu, ses élémens sont résorbés; les troncs vasculaires supérieurs n'existent plus. Il ne reste que les quatre troncs inférieurs. Le Poulet s'est infléchi en devant, de la tête à la queue.

Fig. 8. L'incubation avance toujours, le Poulet a acquis le rudiment de tous ses organes; à la place du réseau formé par les îles de Wolf, on trouve maintenant un lacis de vaisseaux plus déliés qui embrassent le jaune, dont la substance nourrira le Poulet en passant par le cordon ombilical, qui attache le jaune au fœtus. Toutes ces figures sont tirées de la pl. XII de l'histoire de la génération de l'homme, par Grimaud de Caux et Martin Saint-Ange.

Planche 442.

Fig. 1. Œuf de la Salamandre aquatique. On n'y remarque aucune tache circulaire qui puisse faire croire à l'existence d'une cicatricule. Les deux lignes ovales qui l'entourent apparaissent quand l'œuf a été mis dans l'eau, et que le liquide a pénétré ses membranes.

Fig. 2. Premier sillon qui se forme dans l'œuf, par suite de la fécondation. Si on examine l'intérieur de l'œuf en cet état, on trouve que sa substance est divisée au dessous du sillon ou de la membrane propre jusqu'au centre de l'œuf, comme il est représenté à la fig. 16, où l'on voit un œuf de la Grenouille commune divisé en deux parties égales, selon les deux lignes latérales de la fig. 2.

Fig. 3. Un second sillon divisant le premier perpendiculairement.

Fig. 4. Nouvelle division qui s'ajoute aux précédentes. Lorsqu'on fait durcir un œuf arrivé à cet état, et qu'on le divise dans le sens d'une ligne a,b, on remarque dans son centre une petite cavité oblongue et irrégulière. Cette cavité est représentée à la fig. 18.

Fig. 5. Nouvelle division; l'œuf est vu par dessus. Le nombre des sillons est moindre en dessous, contrairement à ce qu'avait avancé Baër, qui croyait que l'œuf se fragmentait ainsi selon une progression géométrique, dont la raison serait 2.

Fig. 6. L'œuf est devenu granuleux à force de divisions; mais de plus, on remarque à l'une de ses faces une ouverture déchirée qui communique avec la cavité dont nous avons parlé à la fig. 4. En divisant un œuf de Grenouille commune arrivé à cet état de développement, on trouve une substance d'un blanc jaunâtre en *d*, séparée par une cavité d'une substance cendrée, qui est en *a*, fig. 19.

Fig. 7. La surface de l'œuf est devenue lisse ; mais on remarque sur l'un de ses points une ligne arquée et noirâtre *r*. C'est le premier indice de l'anus de l'animal futur.

Fig. 8, 9, 10. Cet arc devient cercle, puis il s'allonge en se rétrécissant au point de ne former qu'une seule ligne.

Fig. 11, 12, 13, 15. Formation de la moelle épinière et du cerveau, au moyen de deux bourrelets d'abord séparés, fig. 11, puis réunies sur l'œuf, fig. 13 et 15.

Fig. 14, 16, 17. L'œuf représenté fig. 1, 2, 3, mais divisé. Son intérieur est rempli en *a*, d'une substance d'un gris cendré ; en *b* est une couche brune, et en *d* une substance d'un blanc jaunâtre.

Fig. 18. *Voyez* fig. 4.

Fig. 19. *Voyez* fig. 8.

Fig. 20. Embryon durci. Vingt-quatre heures auparavant, il ressemblait à l'embryon des figures 13 et 15.

Fig. 21. Cerveau vu par dessous. *a, a* Ses deux prolongemens hémisphériques.

Fig. 22. Portion de la masse cérébrale et nerfs olfactifs. *u* indique l'origine de la huitième paire.

Fig. 23. C'est une moitié de la fig. 20, divisée selon l'axe longitudinal de l'embryon.

Fig. 24. Le même œuf coupé en travers pour montrer les deux cavités qui s'y rencontrent et qui appartiennent l'une à l'embryon, et l'autre, la plus grande, à l'œuf.

Fig. 25 et 26. Représentent un embryon qui s'est développé jusqu'au moment où l'anus est réduit à une simple fente. L'embryon a été divisé perpendiculairement et par moitié, et on a enlevé la peau.

Fig. 27. Représente l'intérieur d'un embryon développé jusqu'au moment où les deux portions de l'axe cérébro-spinal sont près de se réunir. *a* Indique la moitié droite de cet axe ; *d* la substance granuleuse d'un blanc jaunâtre qui existe encore dans la partie de l'œuf qui doit servir à former l'aorte et les parois abdominales.

Nota. Toutes ces figures sont tirées d'un opuscule de Mauro Rusconi, intitulé : Seconde lettre au professeur Weber de Leipsick sur l'Œuf de la Salamandre aquatique. *Voyez* Bibl. ital., tom. 78, Milan, 1835.

Fig. 28. Embryon de Lézard, long d'une ligne et demie, grossi au microscope. *a* vésicule ombilicale ; *b* vaisseaux omphalo-mésentériques ; *c* cœur.

Fig. 29. Œuf ouvert du *Lacerta monitor*. *a* Jaune ; *b* am-

nios ; *c* cordon ombilical ; *d* embryon roulé d'une manière remarquable ; *e* coquille coriace de l'œuf.

Nota. Ces deux figures sont de Carus.

Fig. 30. Œuf couvé d'*Emys amazonica*, après qu'on a enlevé la coquille et étalé les membranes. *a* Amnios ; *b* allantoïde ; *c* sac vitellin ou jaune.

Nota. Cette figure est de Tiedemann. (*Sæmmerring's Ju-
belfeier.*)

Fig. 31. Œuf du *Cyprinus tinca.*

Fig. 32. Le même œuf avec le gonflement qui s'y montre
une demi-heure après qu'il a été fécondé.

Fig. 36. Le même gonflement divisé en deux lobes un peu
plus tard.

Fig. 37. Après de nouvelles et de très-nombreuses divisions, l'œuf reparaît avec le même gonflement redevenu
lisse.

Fig. 34 , 35. Première forme de l'embryon du poisson.

Fig. 38 , 39. La tache d'abord oblongue, puis circulaire,
des figures précédentes devient de nouveau oblongue fig. 38,
et finit par prendre l'aspect du véritable poisson, figure 39.
Dès ce moment, l'embryon continue à s'assimiler la substance
de l'œuf sur lequel il est roulé , jusqu'à ce que, tout étant absorbé, il réunisse les conditions intégrales d'une existence individuelle. (Rusconi, première lettre à Weber, Bibl. ital.,
tom. 79.)

Fig. 33. Œuf du *Squalus canicula*, avec ses cordons sus-
penseurs *b,b.* Figure de Home. (*Phil. trans.*)

Planche 443.

Fig. 1. Œuf de Taupe-Grillon *a*, grandeur naturelle ; *b* vu
au microscope. (Carus.)

Fig. 2. Œuf ouvert du *bombyx pini* après l'ablation de la
coquille. *a* Membrane interne, *b* membrane vitelline externe
dont les conduits aériens se tournent en *c* vers l'ouverture de
la coquille de l'œuf. (Fig. de Succow.)

Fig. 4. Jaune d'Ecrevisse grossi avant que l'embryon commence à se développer.

Fig. 3. Le même jaune, au commencement de la seconde période ; la surface ventrale de l'embryon futur , avec
vestige de la lèvre supérieure, des antennes antérieures et
postérieures, et en dessous, de l'abdomen et de l'anus, de sorte
que la région orale et la région anale sont les premières qui
se forment aux dépens du jaune, à la surface destinée au
système nerveux.

Fig. 10. Le même jaune à sa troisième période, déjà complétement converti en embryon; on le voit par le côté gauche. La paroi supérieure du corps est enlevée, et les membres sont un peu écartés les uns des autres. *a* Œil; *b* antenne antérieure; *c* antenne postérieure; *g* maxille; *h* enracinement de l'abdomen; *v* glande salivaire; *w* muscle maxillaire; *u* foie; *s* cœur. Ces figures sont de Rathke.

Fig. 5. Une des petites nageoires caudales de l'Ecrevisse auxquelles les œufs s'attachent après la ponte. *a* La nageoire elle-même en forme de pince; *b* œufs; *c* pédicule.

Fig. 6. Embryon de Taupe-Grillon de la figure 1, retiré de l'œuf et grossi.

Fig. 7. Cocon de Sangsue un peu au dessous de sa grandeur naturelle et à demi ouvert. Aux extrémités supérieure et inférieure de cette enveloppe lâche et spongieuse, on aperçoit un petit bouton saillant en dedans qui indique l'endroit par où sortent les jeunes sangsues.

Fig. 13. Embryon grossi de Sangsue à l'époque de la première métamorphose du jaune; on voit la cavité intérieure, à laquelle conduit un enfoncement infundibuliforme de la surface extérieure. (Ces figures sont de Weber.)

Fig. 8. Œuf du *Cucullanus elegans* avec son fœtus.

Fig. 12. Le petit Ver sorti de l'œuf et dont le bout de la queue tient aux membranes de ce dernier. (Figures de Rudolphi, *Entozoorum historia*.)

Fig. 9 et 11. Embryon du *Loligo sepiola*. A la figure 11, Il est sans enveloppes, reposant sur le jaune et représenté grossi figure 9. Le même coupé en long avec le jaune. *d* Canal vitellin qui s'insère dans le pharynx au voisinage de la bouche; *b* indice de la bourse du noir.

Fig. 14. Œuf du *Lymnæus vulgaris*, au moment de la ponte et de grandeur naturelle.

Fig. 16. Le même, fortement grossi, au sortir de l'oviducte, avec la globule embryonnaire placé sur le côté et paraissant accolé à la paroi de l'œuf.

Fig. 17. Un œuf plongé dans l'acide sulfurique concentré, mélangé de sucre; l'albumine se colore en carmin, et le globule embryonnaire en violet clair.

Fig. 19. Un œuf du premier jour, six jours après la ponte.

Fig. 18. Œuf du deuxième jour, grossi, présentant deux globules muqueux, le globule embryonnaire comprimé de deux côtés.

Fig. 15. Le globule embryonnaire de l'œuf précédent, présentant en *a,b* les deux globules muqueux.

Fig. 20. Globule embryonnaire du quatrième jour.

Fig. 21. Idem du cinquième jour.

Fig. 29. Globule embryonnaire du sixième jour, présentant un point éclairé.

Fig. 30. Idem, un point éclairé en *a*.

Fig. 23. Globule embryonnaire du septième jour.

Fig. 24. Idem du même jour.

Fig. 25. Idem fortement grossi.

Fig. 26. OEuf du huitième jour, contenant l'embryon qui tourne sur lui-même dans la direction indiquée.

Fig. 27. Autre globule embryonnaire du même jour. Dans cette figure et celle du 25, on commence à apercevoir une espèce de feutré interne, qui précède l'apparition du tissu cellulaire.

Fig. 28. Embryon du huitième jour, lançant le mucus par son échancrure en *a*.

Fig. 31. Embryon du neuvième jour, à travers lequel ou commence à distinguer les premières traces du tissu cellulaire dans la cicatrice relevée en crête qui est à son sommet en *a*.

Fig. 22. Embryon du dixième jour, montrant très-distinctement le tissu cellulaire réuni en masse à son intérieur. *a* La cicatrice et la matière gélatineuse qu'elle présente.

Fig. 34. OEuf du onzième jour avec l'embryon.

Fig. 32. Embryon du onzième jour. *a* Partie gélatineuse de la cicatrice.

Fig. 33. Embryon du douzième jour. *a* Partie gélatineuse couvrant la cicatrice; *b,b* les deux lobules de la cicatrice qui bornent ses extrémités.

Fig. 35. Embryon du treizième jour. *a* et *b* indiquent les mêmes parties que ci-dessus.

Fig. 37. Embryon du quatorzième jour, présentant la partie qui formera l'extrémité du crochet. *a* Partie gélatineuse; *b,b* les deux lobules.

Fig. 36. Cinq cellules primordiales devenant matrices de cellules secondaires.

Fig. 38. Embryon du quinzième jour vu de côté. *a* Productus destiné à former le pied et la tête. *b* Crochet postérieur où naît le premier rudiment du test. *c* Lobe postérieur du foie; *d* lobe antérieur; *e* partie jaunâtre.

Fig. 42. Embryon du seizième jour vu par le côté gauche. *a* Productus destiné à former le pied et la tête; *b* lobe postérieur du foie; *c* lobe antérieur; *d* formation du canal intestinal.

Fig. 39. Embryon du dix-septième jour au matin, vu par le côté droit. *a* Le pied; *b* première formation des yeux; *c* le manteau recouvrant la tête; *d* le test; *e* la place où l'on aperçoit les premières pulsations du cœur au côté droit.

Fig. 44. Embryon du dix-huitième jour, vu par le côté droit

et se repliant pour former sa coquille. *a* Lobe du manteau détaché de la tête.

Fig. 40. Embryon du vingtième jour, dans son œuf et vu par le côté droit. *a* Bourrelet qui forme le test.

Fig. 43. Le test au dix-septième jour.

Fig. 44. Extrémité postérieure de l'embryon au dix-huitième jour, vue par le dos, montrant en *a* le cœur qui s'est réuni au centre des deux lobes du foie.

Nota. Toutes les figures relatives au développement du *Lymnœus vulgaris*, sont extraites d'un Mémoire de M. Dumortier, membre de la Chambre des représentans de Belgique, sur l'embryogénie des Mollusques gastéropodes. Bruxelles, 1837.

FIN.

ERRATA.

—

Page 5, ligne 20. Spontanées *et ;* lisez : ou.

Page 64, ligne 7. L'autre portion est *liquide ;* lisez : LIM-
PIDE.

Page 67, ligne 1. *Mais non, plus volumineux ;* lisez : PLUS
VOLUMINEUX, MAIS NON.

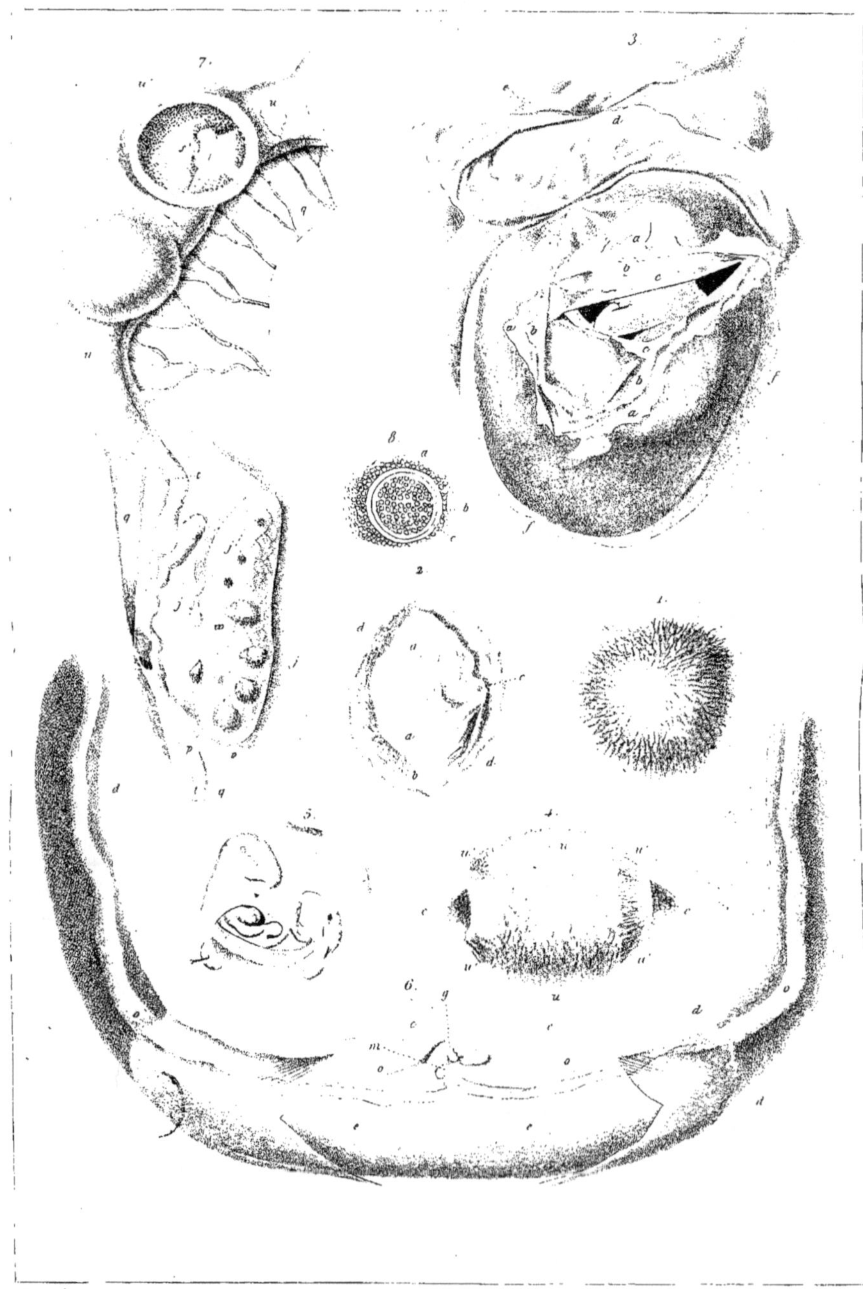

Martin S.t Ange del.   A. Dumesnil sc.

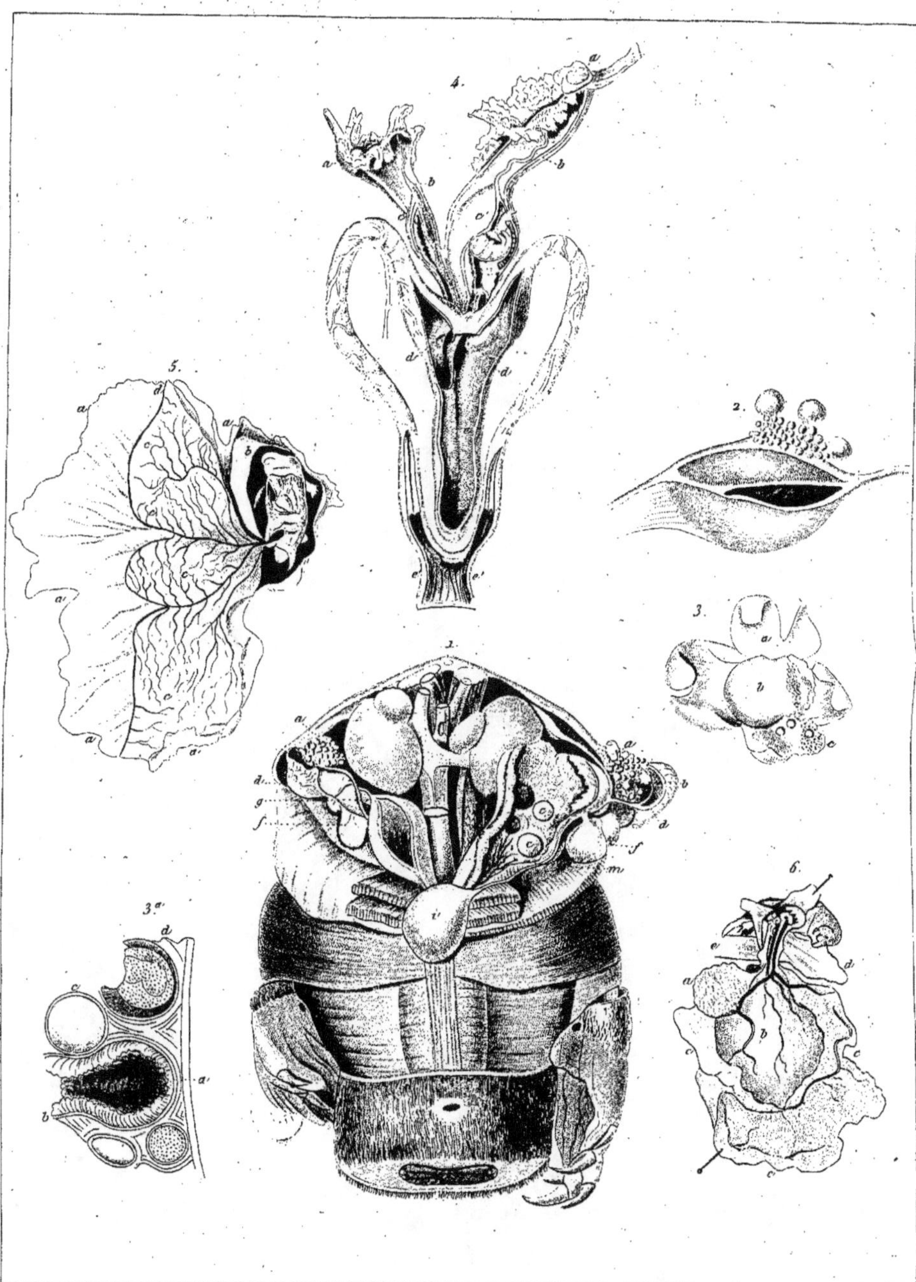

Martin St Ange del.
A Dumesnil sc.

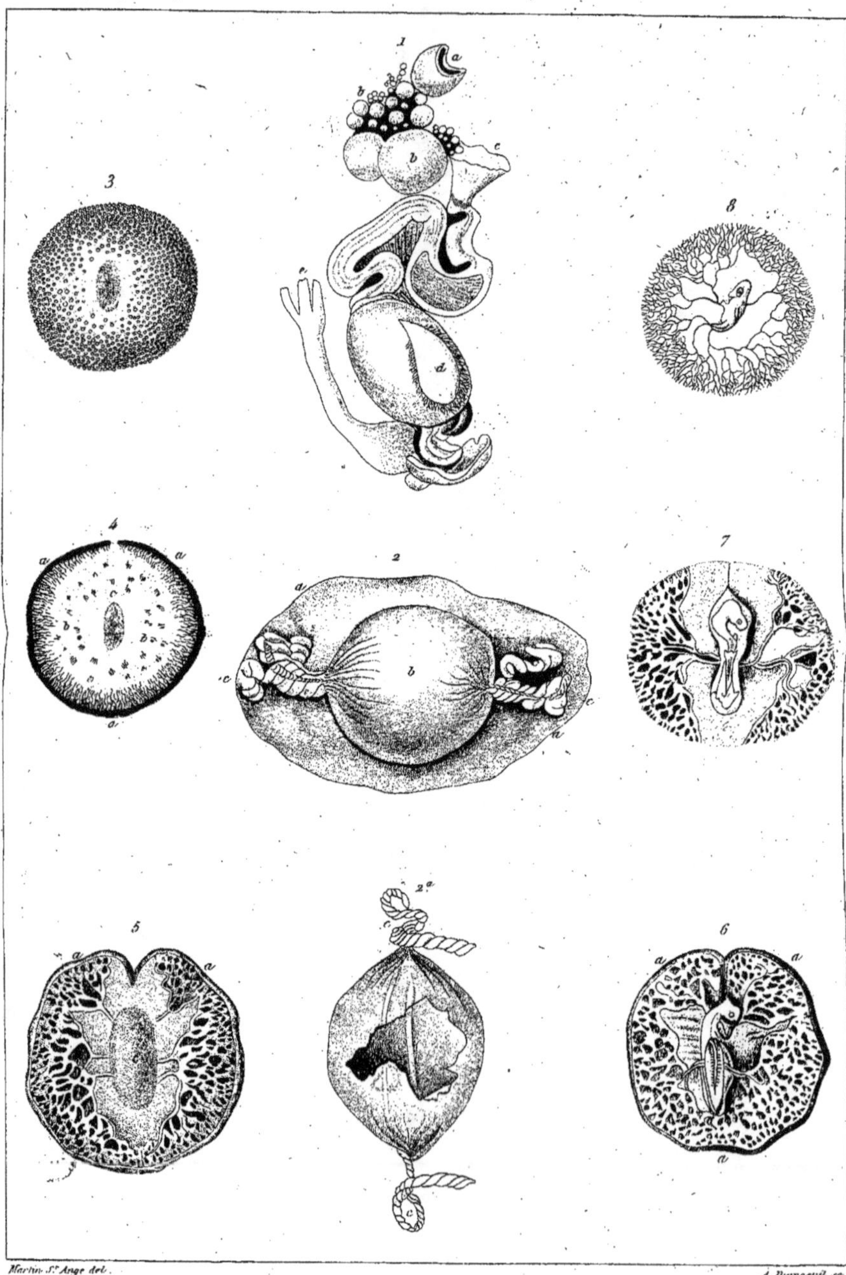

Martin S.te Ange del.

A. Dumenil sc.

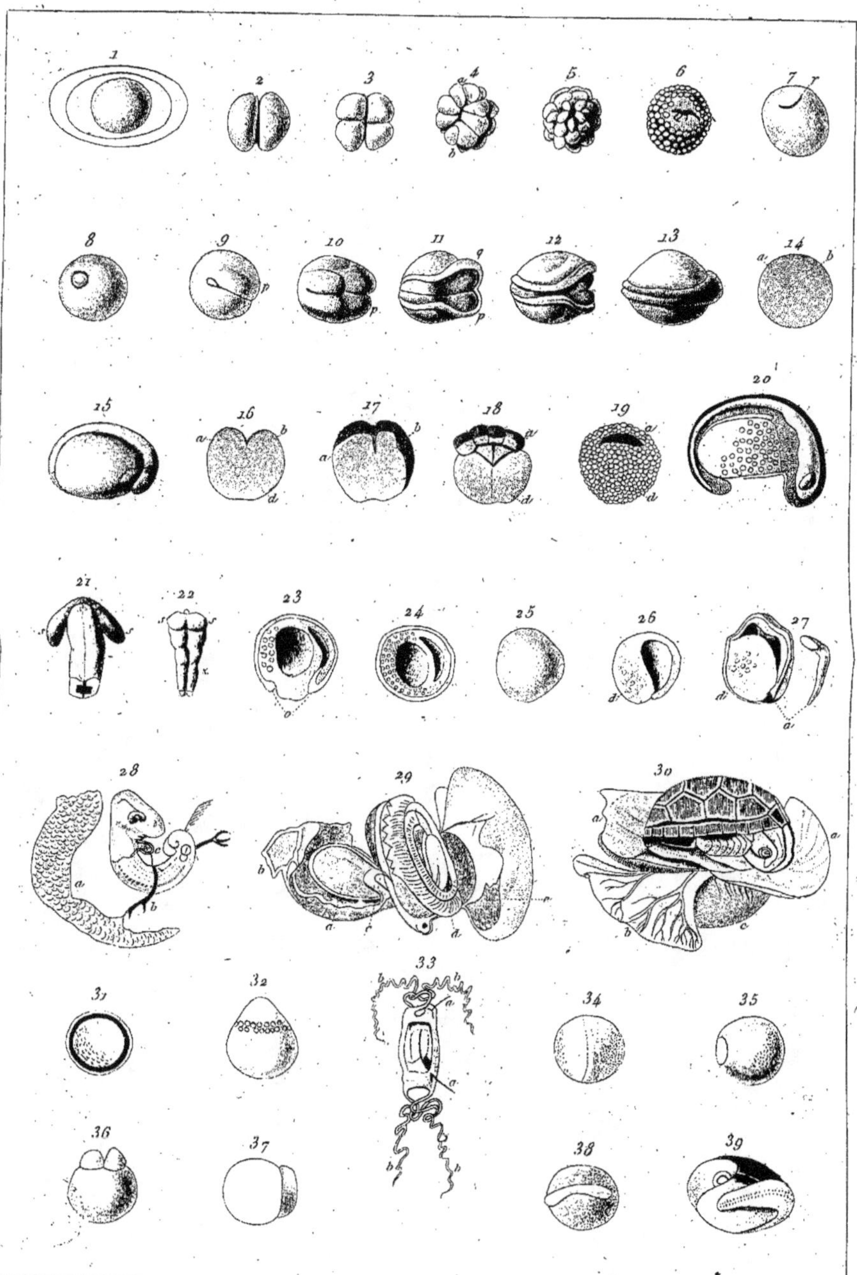

Martin St. Ange del.

A. Dumeril sc.

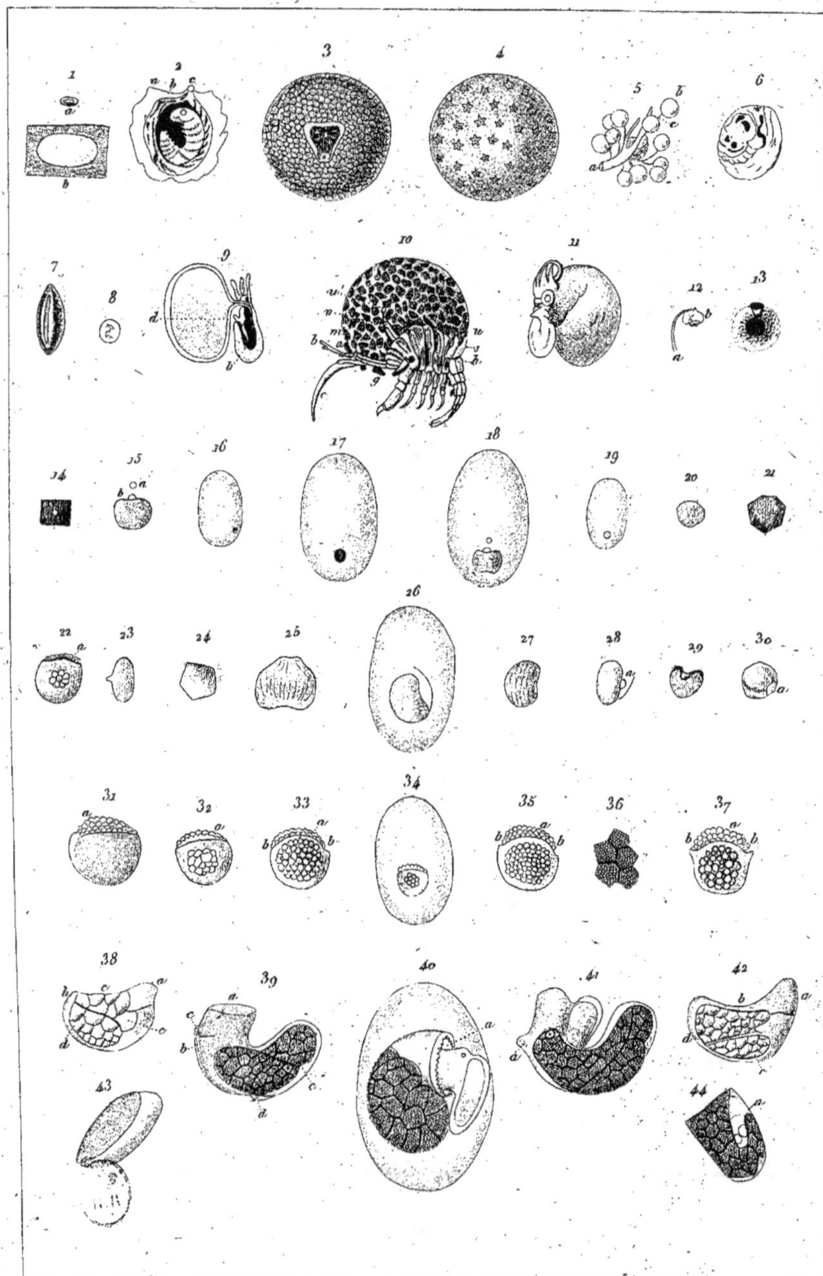